AF365900

ERES LA PERRA DE MI VIDA

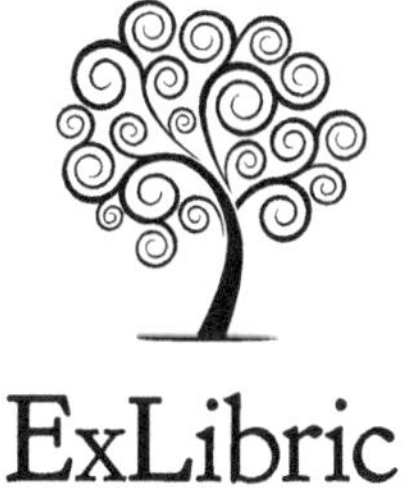

DANIEL ARAIZ

ERES LA PERRA DE MI VIDA

Cuidado con el tutor, no con el protegido
La coherencia entre lo que quieres y tienes

EXLIBRIC
ANTEQUERA 2021

ERES LA PERRA DE MI VIDA
© Daniel Araiz
Diseño de portada: Dpto. de Diseño Gráfico Exlibric

Iª edición

© ExLibric, 2021.

Editado por: ExLibric
c/ Cueva de Viera, 2, Local 3
Centro Negocios CADI
29200 Antequera (Málaga)
Teléfono: 952 70 60 04
Fax: 952 84 55 03
Correo electrónico: exlibric@exlibric.com
Internet: www.exlibric.com

Reservados todos los derechos de publicación en cualquier idioma.

Según el Código Penal vigente ninguna parte de este o
cualquier otro libro puede ser reproducida, grabada en alguno
de los sistemas de almacenamiento existentes o transmitida
por cualquier procedimiento, ya sea electrónico, mecánico,
reprográfico, magnético o cualquier otro, sin autorización
previa y por escrito de EXLIBRIC;
su contenido está protegido por la Ley vigente que establece
penas de prisión y/o multas a quienes intencionadamente
reprodujeren o plagiaren, en todo o en parte, una obra literaria,
artística o científica.

ISBN: 978-84-18912-77-1

Nota de la editorial: ExLibric pertenece a Innovación y Cualificación S. L.

DANIEL ARAIZ

ERES LA PERRA DE MI VIDA

*No nos cansemos de hacer el bien, porque a su debido tiempo
cosecharemos si no nos damos por vencidos.*
Gálatas 6:9

*Dedicado a los que fueron y seguirán siendo
mis guías y mentores, mi familia: mi papá, el Dr. Felipe Oswaldo
Larrazábal García, y mi tío, el Dr. Carlos Alejandro Arrechedera Castillo.*

*Espero llegar a honrarlos con sus enseñanzas
y su pasión por los animales y por la medicina veterinaria.*

*Donde quiera que estén, gracias.
Gracias por todo lo que hicieron por los animales.
Gracias por su dedicación, por sus enseñanzas
y por su gran corazón.*

*Espero volver a encontrarlos en todas las vidas
que vengan. Desde mi amor y respeto, gracias.*

Agradecimientos

Agradezco en primer lugar a Dios por las oportunidades que me ha brindado, por darme cada circunstancia para ir aprendiendo y poner en práctica todo, por enseñarme a vivir de la experiencia del ahora.

A mis mentores, mi papá, Felipe, y mi tío Carlos por su impulso y enseñanzas.

A mis padres por darme la vida y siempre apoyarme en todo.

A mi esposa por ser mi compañera de aventuras y a mi hija por ser mi musa, mi maestra.

A mi tía Amelia por su aplomo, confianza, cariño y apoyo. Por motivarme en la clínica e impulsarme a dar lo mejor.

A mi hermanito, Alejandro Augusto Arrechedera, quien es un maravilloso entrenador canino, por su brillo y alegría.

A mis hermanos de vida y colegas, Dr. César Quero, Dr. José Luis Aguilera, Dr. Felipe Cifuentes y Tomás Brache.

Al equipo del Hospital Veterinario El Paraíso y Hospital Veterinario Las Mercedes por todo lo que hacen, por su compañerismo.

A todos los que practicamos la medicina veterinaria: médicos, enfermeros, auxiliares, administradores, cuidadores, entrenadores. A todos los que día a día dedican su vida por esos seres tan maravillosos.

A los profesores universitarios de diferentes núcleos de veterinaria. Gracias a ellos, su formación y su dedicación, cada vez salen más profesionales capacitados.

Gracias a los maestros y docentes de los colegios por brindar herramientas para sus alumnos.

A los profesores y amigos de la UNEFM, mi *alma mater*, por su valiosa amistad y compañía, por sus enseñanzas.

A las personas tan maravillosas que me he encontrado en el camino y me han dado su mano amiga. A colegas que me han abierto las puertas de sus clínicas para ser un colaborador de sus pacientes dentro y fuera de mi país. Gracias por su confianza. Gracias por su aprendizaje.

Son tantas personas y animales, ángeles por los que agradecer…

Un agradecimiento muy especial a la naturaleza, a los ancestros, a los animales por ser maestros de lo natural, de la vida, del bienestar… A mis pacientes, por ser unos guías.

Mi gratitud especial para un grupo que ha confiado en mí y me ha dado la mano, su cariño, su respeto y, sobre todo, su amistad. Gracias al Hospital Veterinario del Sur: Adelto, Pili, Luna, Jorge, Antonio, Flor, Lucía, Stefy, Celi, Gladys. Gracias por todo.

Quiero agradecer también a las personas que me han ayudado no ayudándome; han sido una motivación en el aprendizaje, el emprendimiento y la experiencia. Sí se puede.

Índice

1. Todos hemos tenido un perro o una perra manipuladores. También un gato u otros animales

Porque el destino de los seres humanos y el de los animales es el mismo; como mueren los unos, así mueren los otros. Todos ellos tienen el mismo aliento, y los seres humanos no tienen ventaja sobre los animales; porque todo es vanidad.
Eclesiastés 3:19

El amor a primera vista es quizás el más importante, según cuentan. Es un amor visual, de aprendizaje, energético. Algunas veces puede llegar a ser manipulado o algo tóxico. ¡No sabes de qué va! Novelas, cuentos, Disney… Pero sí, tener un animal no es cuento de hadas, es una realidad, una responsabilidad. ¡Ah!, ¿estabas pensando en otra cosa? A pesar de que creas que es un cuento, pues no, es un ser vivo que necesita cuidados o por lo menos los mínimos. Requieren de cariño y alimentación, que sea la mejor posible.

En Caracas, en el año 2008, un día hermoso, despejado, con un sol reluciente sobre el sonido de coches por ser una capital y guacamayas revoloteando entre los árboles, recibí a un tutor con una perrita que se llamaba Candy. Mestiza hermosa, pelo marrón oscuro cual chocolate, corto. Tenía colocado un lazo a medio caer por el poco pelo. Era baja de estatura y tenía gran carisma. Una cachorra de esas de las que realmente te enamoras a primera vista. Un carácter supremo, una hembra alfa, una matriarca. Un ejemplar que de verdad te enamora. La llevaban a consulta por presentar una molestia gástrica.

Su tutor, como me gusta llamar a los propietarios, era un señor de voz ronca y alta, estatura media-baja, con camisa cual guayabera y pantalón de traje, calvo en la coronilla con poco cabello a los lados. Me comentó que su perrita tenía diarrea. Amabilidad y atención respetuosa son muy de familia.

Saludé al señor Pedro de la mejor manera, con los buenos días y la mejor sonrisa. Él comentó:

—Doctor, le traigo a mi perra. Es una manipuladora, no sé si se siente de verdad bien o mal —continuó—. Ella es la perra de mi vida.

Volteé a todos lados y vi a una señora. Mi cara era entre risa y seriedad. El señor llevaba el paseador suelto. No había perrita. Estaba él y al lado tenía a una dama. ¿Su esposa? ¿Su novia? ¡Su pareja! Todos nos reímos. Rato anecdótico. Doble sentido, picardía. Momento difícil pero ameno, algo para romper el hielo.

> *Una vida sin perro es un error.*
> Carl Zuckmayer

En fin, recuperamos a la paciente. Estaba en la recepción fraternizando con otros perros (oliendo culos) y moviendo la colita con vehemencia. Fraternidad, cuestión de respeto y amistad.

A veces pienso que el respeto entre animales es genial. No hace falta darse la mano o ver qué títulos tienen —el bendito *curriculum vitae*—, basta con SER. Pero la marca natural es que se huelen por hormonas. ¿Te imaginas oler culos como algo normal para saludar? Un fraternal y oloroso saludo.

Ya recuperada la paciente tras su aventura con «otros» en la recepción, procedimos a la revisión. Empezamos con la anamnesis, para saber qué pasaba. Ella movía la cola, el tutor hablaba sin parar sobre las cosas que pudieron haber pasado en ella, la perrita.

Comió lo que no debía. Tras exámenes y controles, ella, Candy, había comido basura, y él, su tutor, le dio chuches a granel. Sí, ella hacía lo que él quería para que le diera un premio. Igual le daba golosinas si hacía otra cosa. Al final, los animales son muy inteligentes y los subestiman. Ella manipulaba y él se dejaba. Una total perra manipuladora, quizás al estilo condicionado del que hablaba el Dr. Pávlov, especialista en fisiología y ganador del Nobel de Fisiología y Medicina. Él observó que la salivación de los perros que utilizaban en sus experimentos se producía por un «reflejo condicionado» por la presencia de comida o de los ayudantes, siendo algún reflejo psicológico. De eso hablaremos más adelante.

Los problemas gástricos son algo muy frecuente en las clínicas veterinarias. No se da solo en los perros o gatos, sino en todas las especies. La mayoría de veces es por darles alimentos inadecuados a los animales o que ellos puedan hurtarlos. Por eso, las asesorías son fundamentales.

Estoy convencido de que una etapa importante del pensamiento humano se habrá alcanzado cuando lo fisiológico y lo psicológico, lo objetivo y lo subjetivo estén realmente unidos.
Iván Pávlov

Continuando con la consulta de Candy, se logró apreciar que lo que tenía era una gastroenteritis por posible ingestión alimentaria. Tenía pocos vómitos y evacuaciones blandas; diarrea, coloquialmente hablando. Ella, a pesar de su malestar, se encontraba muy activa y juguetona. Estaba dentro de lo normal.

En consulta hay que usar todas las herramientas que se pueda para ayudar a que el diagnóstico sea más certero. Hay pacientes que podrían hasta fallecer cuando no se toman las medidas correspondientes. El señor Pedro lo hizo, llevó a la bella Candy a tiempo.

Los exámenes de sangre salieron aprobados, tipo colegio. Los Rx (rayos X) no tanto, ya que se veían unas siluetas llenas de aire en el estómago y los intestinos (tripas). Sí, gases. A ellos también les dan cólicos y, claro, se tiran sus peditos. Pero sigamos con el cuento y en otro momento hablamos de pedos…

Solo manifestaba un poco de malestar; ella estaba como si nada. Sin embargo, se realizaron todos los exámenes correspondientes para determinar que todo estaba bien. Se llevó su tratamiento y una explicación detallada de qué darle de comer y el tipo de golosinas que le podía dar.

A los días la llevaron a su respectivo control. El señor Pedro estaba contento con el resultado y, claro, su perrita también, y su esposa. Candy era una perra genial, alegre, y sigue siendo manipuladora como una buena perra. Ella es la perra de su vida…

Valora hasta dónde tu animal puede manipularte, es un término muy humano. La manipulación es básicamente saber manejar algo, algún elemento, alimentos…; una lista larga en que las voluntades entran en juego.

Es habitual pensar que algunos animales, especialmente perros y/o gatos, son manipuladores. Siempre buscan el modo de conseguir lo que quieren. Eso pasa por consentirles en todo, y lo saben. Hay también que valorar que la manipulación, como les comenté en el párrafo anterior, es algo muy humano como término; sin embargo, en los animales se trata más de suposiciones que de un hecho, dado que falta mucho más por investigar y aprender de ellos.

Hay que tomar en cuenta que constantemente se hacen estudios sobre este tema. Los perros, los gatos y otros muchos animales son increíblemente astutos e inteligentes, y son capaces de manipularnos para conseguir sus fines, ya se trate de comida, cariños o subirse a la cama.

A modo particular, en los años que llevo tratando con animales y basándome en la observación, me parece que los animales son capaces de distinguir diferentes comportamientos humanos a los que ellos, quizás por la supervivencia y porque son maestros de la adaptabilidad, se van ajustando en función del beneficio que tendrán. Además, una muestra es cómo se relacionan con los humanos según los hábitos que tienen con ellos, es decir, si se comportan de forma amigable o no.

> *Si no estáis prevenidos ante los medios de comunicación,*
> *os harán amar al opresor y odiar al oprimido.*
> Malcolm X

Los animales no están pendientes de los medios. Somos los humanos los vulnerables a ellos, a los medios. Muchas veces te puedes permitir sugestionarte por su culpa, y no me refiero a no estar informado, sino a que es necesario filtrar, discernir sobre lo que acontece. Los animales te van a amar mientras cumplas con sus requisitos de supervivencia.

Claro que aman. Sienten esa fluidez de transmisores y hormonas de la felicidad, al igual que las del humano. Yo creo que sí aman. Pero también creo en la adaptación y supervivencia, en la protección del beneficio del cuidado. No creo que exista la sugestión en los animales. Son lo que son y entregan lo que son.

Recuerdo ver una vez, cuando yo era mucho más joven, a mi papá, Felipe, atender a un caso muy interesante. Es más, es muy probable que les contara a las personas que lo conocieron ese cuento como una anécdota de esas que pasan en la clínica.

Si mal no recuerdo, era una perrita mestiza. La verdad, no recuerdo a la señora que la llevó. Ella, la perrita, iba con molestias en una pata delantera, cojeaba. Mi papá le hizo la respectiva anamnesis; yo le ayudaba. En aquel momento yo tendría unos diez o doce años.

Revisó a la perra de cabo a rabo. Era una mestiza superagradable y juguetona, aparte de perspicaz. No determinó el dolor. Le hizo estudios radiográficos y no presentaba lesiones aparentes en huesos, articulaciones y demás. La dichosa perrita jugaba conmigo como si el mundo se acabara: corría, saltaba… Nada fuera de lugar.

A los días, la señora volvió a consulta por lo mismo. La perrita cojeaba de la patita delantera. Mi padre remitió el caso. Buscaba problemas neurológicos o dolor, sobre todo. Mientras, estudiaba los casos parecidos junto a colegas; mi tío Carlos era uno de ellos. En ese entonces no había teléfonos móviles, y menos con cámaras.

La perrita no tenía nada. Diagnóstico del especialista: nada aparente. Investigando, descubren en qué momento cojeaba la perrita. Pues resulta que lo hacía cuando quería subir a la cama. Sí, mi estimado lector, ella solo buscaba llamar la atención, era algo conductual, causa y efecto. Se hacía la dolida para que la subieran a la cama.

Pasó de la consulta veterinaria a la consulta con un entrenador. La verdad, no sé si en ese tiempo fue a un etólogo. Esa perrita no solo era manipuladora, era la perra de la vida de la señora.

Como humanos se le quiere dar entendimiento a todo, se le ponen nombres y se humaniza todo. Si eso está bien o no, no soy quién para determinarlo. Lo que sí te puedo decir es que los animales, en su instinto de supervivencia, son capaces de todo, y dentro de eso, quizás, la «manipulación» entra en juego.

2. Alimentación o chuchería

Este tema es interesante, ya que la mayoría de las consultas veterinarias son por problemas digestivos. Hablamos de un promedio del 80 % de los casos en una consulta regular, no para medicina preventiva.

Te cuento algo, estimado lector. Para ser veterinario, uno estudió muchísimas anatomías y fisiologías —entre otras materias largas, densas y maravillosas—, tantas como especies hay en el planeta. ¡Y no, no suena exagerado! La verdad, en las facultades empiezan con una anatomía y luego hay una cátedra, que es Anatomía Comparada, en la que vas contrastando la especie que estudias por primera vez con las otras. Lo mismo sucede con la fisiología, que es cómo funciona el organismo. También, al igual que en la anatomía, todo es diferente entre especies. Veterinaria es una carrera hermosa y, a mi modo de ver, algo subestimada.

Te cuento esto, ya que, si bien tienes un maravilloso organismo que tolera ciertos alimentos, hay animales que no los soportan tanto. ¿Por qué pasa eso? Por los conservantes, condimentos y la gran cantidad de cosas que actualmente se les añade a las comidas.

A pesar de que este no es un libro de dietas para animales, tampoco de medicina veterinaria, pero sí de una persona como tú que ha tenido animales, que ama la naturaleza y que se formó en medicina veterinaria. Un punto de vista diferente. Es para que de alguna manera aprecies que, si bien es cierto que energéticamente somos una unidad con el universo, tenemos características que nos pueden separar, y una de ellas es la alimentación, lo sensible o resistente que creas ser a lo que comes.

Hay que tomar en cuenta ciertos factores que influyen de manera directa en los procesos metabólicos de alimentos en animales de compañía como los perros y gatos, aunque también puede pasar en otras especies. Algunos granos, la lactosa o alguna de las proteínas que albergan algunos alimentos pueden provocar un tipo de intolerancia en los amigos de cuatro patas.

Hay que tener presente que una cosa es ser intolerante y otra es ser alérgico. Según la Organización Mundial de la Salud, cuya sigla en inglés es WHO (World Health Organization), y copio textualmente: «Las alergias alimentarias son reacciones adversas a los alimentos que tienen en su origen un mecanismo inmunitario». Por lo tanto, se puede decir que la alergia alimentaria es diferente a la intolerancia, aunque el tratamiento sea parecido.

Veámoslo así, la alergia se puede producir cuando el organismo entra en contacto con un alérgeno —sustancia o agente que amenaza al organismo—. Los organismos, todos, son perfectos, o por lo menos para mí lo son: empiezan a defenderse del agente y comienzan a desencadenar un proceso inflamatorio dado por anticuerpos, específicamente por la inmunoglobulina E (IgE). Sin entrar en temas complejos o médicos, la IgE es un tipo de anticuerpo, una glucoproteína encargada de algunas reacciones inmunológicas.

Por otra parte, la intolerancia se manifiesta cuando el organismo no es capaz de digerir adecuadamente algún compuesto del alimento y es posible que pueda causar algún problema digestivo. Básicamente, no asimila bien algún nutriente.

Hay investigadores que siguen en la búsqueda de explicaciones. Así estamos todos, buscando entender las cosas y más cuando a nivel de salud y bienestar se refiere. Bueno, esto último va para la vida en general, pues es parte de la condición humana buscar la explicación a todo.

Para determinar la diferencia entre la intolerancia y las alergias, hay que hacer exámenes, ya que, como comenté antes, son manifestaciones muy similares, aparte de que hay que valorar que las diarreas y los vómitos están ligados a muchísimas enfermedades.

Siempre, mi estimado lector, hay que hacer exámenes a los animales. Yo soy de los que creen que ellos tienen su idioma, su forma de comunicar las cosas, que los humanos rara vez comprenden su forma de expresión, pero ellos, los animales, no le dicen a uno qué comió o desde cuándo sienten tal o cual cosa. Por lo tanto, la clínica se sustenta de exámenes y esto, junto al cuento del tutor, llevará a un diagnóstico más certero y, por ende, al mejor tratamiento posible.

Que la comida sea tu alimento y el alimento, tu medicina.
Hipócrates

Ahora bien, pensando en esto que acabo de comentarte sobre los alimentos, te has preguntado si le estás dando un buen alimento a tu amigo.

Soy de la filosofía de tratar como te gusta ser tratado. «Amarás [tratarás] al prójimo como a ti mismo», según el maestro Mateo (22:37, 39). Entonces, te invito a valorar tu alimentación y la de tus seres queridos. Ojo, esto no es tampoco un libro de «juzga tu comida, conducta o pensamiento», pero es importante entender esto, ya que una gran cantidad de los animales que nos llevan a las clínicas veterinarias es por problemas digestivos. Entonces te invito a preguntarte: ¿te alimentas bien?

Leerás mucho en todos mis libros el significado de ser coherente y tratar como te gusta ser tratado. A veces se olvida o a veces hay personas masoquistas; eso es otro tema y cada uno tiene sus gustos. Volvamos a los animales.

La coherencia es importante en todo. Hay que equilibrar quién eres, lo que piensas, lo que sientes, lo que dices, lo que haces y la energía. Los animales, la naturaleza vive en esa armonía. La naturaleza es sabia y hay que seguir sus pasos.

Se entiende también que los animales son unos choros   —así se les llama en el argot venezolano a los ladrones— en potencia, y más cuando se trata de alimento. Por otro lado, ellos, los animales, cuando pasean se pueden comer algo que les llame la atención, o cuando estén de ocio en la casa, pues se entretienen jugando con una aguja e hilo a lo costurera. Pasa y es frecuente que nos lleguen emergencias con animales que se comieron una aguja con su respectivo hilo.

Sigamos con la alimentación… ¡Juguemos! Vamos a clasificar a los animales según su alimentación:

Herbívoros: son los animales cuyo alimento se basa en plantas o variedad de tipo de materias vegetales y no comen carnes. Aunque hay casos de algunos herbívoros que pueden tener en su dieta el consumo de huevos y otras proteínas animales o insectos, pero son escasos.

Hay varios tipos, como los herbívoros en general, de estómago compuesto o simple: Un ejemplo serían los grandes rumiantes, como la vaca (compuesto), y los conejos (simple).

También en el grupo de los herbívoros están los folívoros, cuya alimentación es a base de hojas. Un gorila de montaña puede servir de ejemplo, aunque en alguna ocasión pueda salir muy leve de su dieta. Para los frugívoros su alimento es la fruta. Un loro podría ser un buen ejemplo, aunque también come semillas. ¡Ah!, también están los granívoros, para los que las semillas son su prioridad, como los agapornis o los canarios.

Hay más tipos de herbívoros, pero como les comenté, no va a ser un libro de veterinaria o de alimentación. Continuemos…

Carnívoros: son los que su alimentación principal son otros animales vivos o muertos, literalmente. Hay muchos tipos, al igual que los herbívoros; todo va a depender de su fisiología y anatomía.

Algunos serán activos, como los depredadores, y otros pasivos, pues actúan cuando ya el trabajo está hecho, como los carroñeros. Un carnívoro como ejemplo, uno que tienes o puedes tener en casa, es el gato. También los hay insectívoros y piscívoros, que son los que comen peces. Hay más tipos de este gusto gastronómico…

¡Ajá! Llegamos a los **omnívoros.** Aquí es muy posible que estés tú. Sin entrar en polémicas de que seas vegetariano o no. Estos son muy diversos. Los hay terrestres, voladores o acuáticos. Algunos colocan al oso y al perro en este «género alimenticio», otros no. Les dejo ese tema a los taxónomos.

Pero si hay algo que saber de los perros es que sus dientes afilados y en posición de sierra, como los premolares y molares, podrían estar más cerca de los carnívoros. Eso sí, tienen tolerancia a otros alimentos como algunos vegetales, aunque no a todos, cuidado.

Aquellos que piensan que no tienen tiempo para una alimentación
saludable tarde o temprano encontrarán tiempo para la enfermedad.
Edward Stanley

En el caso de los animales también se valora el estómago e intestinos, trayecto y enzimas. De igual manera, no se ve en ninguno de los reinos de los animales que se hable de algunas golosinas tipo dulces o chips con condimentos a granel.

Recuerdo que hace algunos años, quizás entre el 2009 y el 2010, en Caracas (Venezuela), bajo el frescor caraqueño, atendí a una chica de mediana edad, unos treinta y tantos. A una dama no se le pregunta la edad, o eso me decían. Era una adulta contemporánea, como dicen. Se llamaba Ana y su gato, Arameo.

Ana llegó a consulta muy glamurosa, ojos claros, pelo castaño. Vestía con tacones altos, *jean* ajustado, escote, maquillaje y peinado parecido recién salido de salón de belleza. Arameo era un gato negro, mestizo de pelo corto de ojos verdes y mirada fija. Venía en su respectivo transporte, su minijaula llena de comodidades. Ella se veía refinada; su gato, un ejemplar de la calle. El minino, con un dolor insoportable de abdomen, maullaba de susto y dolor.

Empezamos con las preguntas regulares, porque el gato no habla, aunque la verdad es que sí, si se le presta la suficiente atención: lenguaje corporal, tema que veremos más adelante. Continúo. Comenzamos con la anamnesis, clínica pura y dura. Ana estaba con cara de no saber qué pasaba. Exámenes iban y venían: radiografía, ecosonograma, hematología y bioquímica. Ana no soltaba prenda, o sea, no hablaba nada. Silencio y cara de no saber qué pasaba.

El pobre animal tenía una gastroenteritis brutal. Fue medicado según sus síntomas y signos clínicos. La causa estaba entre bolas de pelo y algo que comió. Al final, Ana contó que, bueno, le daban salchichas, algo normal. «Es lo que le gusta al pobre», comentó ella. Y la noche anterior estaba de fiesta en la casa y le dieron «comida», es decir, cualquier cosa de la fiesta. Ana se sentía culpable, pero esa no era la idea. La cosa es que se debe ser responsable, esa es la diferencia.

Arameo quedó hospitalizado. Tenía vómitos y diarrea, dolor abdominal y algo de deshidratación. Pasó un par de días hospitalizado, tras los que Arameo era otro gato: activo, fuerte y con ganas de comerse lo que se moviera. Se le mandó el tratamiento de soporte para la casa y una alimentación (dieta) específica para su problema.

Yo soy naturópata —me formé en medicinas naturales, pero ese es otro tema—, por lo que me parece bien dar alimentos naturales y bajo asesoría a los animales. Aunque hoy en día hay alimentos para animales de lata que son buenos, en ese entonces no se conseguían en Venezuela.

Le expliqué a Ana lo que había que hacer y cómo hacerlo, y le indiqué que llevara a Arameo a control en 48 horas:

—Ana, puedes darle alimentos blandos caseros sin condimento, una sopita baja en sal de pollo o algún pescado que tengas a la plancha. Sin condimento, por favor —recalqué todo con puntos y comas.

Los alimentos naturales son buenos. Algunos pueden llegar a ser tóxicos, pero para eso está la asesoría, y no hablo de la del Dr. Google.

> *El médico del futuro no dará medicamentos, pero interesará*
> *a sus pacientes en el cuidado del marco humano, en la dieta*
> *y en las causas y prevención de la enfermedad.*
> Thomas Edison

No pasaron ni los dos días para el control cuando Arameo llegó a consulta de emergencia. Hasta los ojos los tenía hundidos el pobre, totalmente decaídos.

Ana, molesta por lo que tenía el gato, reclamaba por todo. Estaba entre dolor y sentimiento de frustración. Era entendible. Todos los que trabajamos con animales entendemos eso. Sabemos lo que es estar del otro lado de la mesa.

Revisando al minino, se notó un olor raro, extraño, algo como chucherías descompuestas. No era el olor de costumbre de los gatos enfermos, había algo más.

—¡Huele como a sazonador de cocina! —exclamé.

Ana, con cara de «yo no fui», contestó que no.

—Yo solo hice lo que se me indicó —dijo con tono de molestia.

Realmente estaba furiosa —arrecha a lo venezolano—, modo Hulk.

Hay un detalle que tienen en cuenta los veterinarios, al menos la mayoría que conozco del gremio, o por lo menos así me lo enseñaron mis amados mentores, mi padre de crianza y mi tío: hay que oler todo.

Cada cosa tiene un olor característico, las enfermedades también. Los animales, nosotros, todo huele.

Revisando al gato de cabo a rabo, otra vez, el olor permanecía. Era un olor a sazonador artificial. Olía a cubitos, sobres para cocina; un cubito andante y felino. La genial idea de la señora fue darle una sopa de sobre —no voy a mencionar la marca—. Sí, le dio un caldo de condimentos y cosas artificiales concentrado.

Al pobre gato se le agudizó la gastritis. Hospitalización. ¡No!, no se murió, gracias a Dios y al universo. Otros no tienen tanta suerte.

Ella seguía insistiendo en que eso era natural. Nada más que decir por mi parte y por parte del equipo de trabajo de la clínica. Solo nos dedicamos a desintoxicar a Arameo y a dar lo mejor de nosotros por todos los demás animales.

Eso pasa con más frecuencia de lo que te imaginas. Te contaré más en el capítulo de emergencias. Por lo pronto, las recomendaciones siempre son que tengas una buena asesoría y que trates al prójimo —los animales también lo son— como te gustaría ser tratado, pero sin chuches.

Una cosa es una comida que sea una buena alimentación y que cumpla con los requerimientos nutricionales, y otra son las chuches, que, por cierto, no son alimento.

La mayor riqueza de una persona es su salud.
Virgil

3. Nutrición y enfermedades

Uno de los puntos más importantes en la medicina preventiva es la buena alimentación; hablamos de los nutrientes con que se componen los alimentos. Estos se van a absorber y a metabolizar por el organismo.

Dime lo que comes y te diré quién eres.
Anthelme Brillat-Savarín

Aquí no vamos a dar una clase de alimentación o nutrición animal, pero sí te voy a contar algo: a los animales no es bueno darles salsa de tomate, mayonesa y mostaza, aunque tu perro sea uno de raza salchicha.

Una de las muchas veces que pasó, llegó a consulta de emergencia un loro real. Los animales exóticos no son mi especialidad; la de mi tío, sí y literalmente fue un maestro en ese tema. Evaluamos a Ruperta, la lora. Era una hembra, estaba desplumada y sin brillo, con pico deforme y un buche a punto de estallar. Casi te decía: «Me quiero morir».

Por cierto, un loro viejo sí aprende a hablar. Viva la neuroplasticidad. Pero continuemos con Ruperta.

La evaluamos entre los dos. Desnutrición.

—Señora Gladys, ¿qué le da de comer a su lorita?

—Lo normal, doctor. Lo que comen los loros.

—Ajá, ¿y qué es lo típico de los loros? —preguntó mi tío con su voz gruesa, a la vez que giraba su rostro para verme.

Estábamos expectantes por su comentario, aunque ya sabíamos la posible respuesta. Mientras tanto, yo seguía sujetando a Ruperta.

—Bueno, lo típico de los loros: pan con leche, a veces le doy pasta, espaguetis, y alguna que otra papa, pero no frita, porque el aceite es malo para ellos. Mi hija escuchó de su vecina que darle carne era bueno. Y, claro, también come sus semillas de girasol. Eso que comen los loros…

Nosotros, a pesar de haber visto ya muchos casos así, nos quedamos con la boca abierta ante tal respuesta, dada con un valor de convicción de una experta en psitácidas.

El paciente presentaba problemas nutricionales. Es un error típico en la mayoría de las personas que tienen este tipo de animales. Realmente no solo ocurre con este tipo de animales, sino con todos, pero en este caso era evidente que las aves no son mamíferos; por lo tanto, la leche, entre otras cosas, no es un alimento que les corresponda. Pero es como todo: me contó la vecina del vecino del otro vecino que tal cosa es buena para las aves, y así se forma la bola de nieve de rumores sin saber si es o no perjudicial.

Ruperta vivió, se logró recuperar. La señora Gladys entendió todo. Sí, loro viejo sí aprende a hablar. Ruperta estaba genial. Hablamos un rato y le dimos el alta. Lo mejor es que la señora Gladys entendió el significado de la libertad. Me dijo entre lágrimas que quería dejarla volar libre sobre el cielo caraqueño, donde vuelan miles de aves diariamente, como guacamayas y loros de muchas especies, entre otras aves.

Me pidió que la acompañara. Valoramos por última vez a Ruperta y vimos las condiciones para que pudiera sobrevivir en la ciudad. Ella estaba fantástica y recuperada.

Los ojos de Ruperta entre las rejas y el parque se llenaban de vida. Se escuchaban a los otros animales a lo lejos y ella movía la cabeza con atención. Estaba viva. La señora Gladys abrió la jaula y Ruperta salió, desplegó sus alas y voló.

Ruperta fue la lora de su vida.

Ser libre no es solo deshacerse de las cadenas de uno, sino vivir de una forma que respete y mejore la libertad de los demás.
Nelson Mandela

¡Caprichos! Los animales son seres estupendos, viven día a día y usan solo lo que necesitan. No son caprichosos. Malcriados, quizás —más adelante lo veremos—, pero caprichosos no lo son.

El humano sí que vive de caprichos y en la mayoría de los casos, cuando están vinculados los animales, estos últimos terminan mal. Te dicen: «Quiero tener una guacamaya» o «Voy a comprar un mono», entre otras historias. Los animales tienen el mismo derecho a vivir que nosotros. No se recomienda retenerlos, a menos que tengan algo que lo justifique —una enfermedad o incapacidad en la vida silvestre—.

El capricho unido a la mala asesoría o falta de información en combinación con la ignorancia les trae a los animales una muerte anunciada.

Un viernes de guardia, por el año 2009, recuerdo el timbre sonando con desespero. Típico de las guardias. Sonido de aullidos con quejas por el dolor se escuchaban entre los gritos de unos jóvenes.

Se abrió la puerta de emergencias pasadas las 3 a. m. El aullido salió de unos trapos que envolvían algo, un mono aullador, un araguato. Era un bebé que tenía dolor físico, emocional y psicológico, con mirada de no entender qué pasaba.

Entramos en acción el equipo de emergencia. Tenía un abdomen que parecía un globo a punto de explotar. A Roberto —ese era el nombre que le pusieron al mono— lo habían comprado hacía unos días en una carretera.

Voy a interrumpir un momento este relato, ya que es importante que entiendas, mi estimado lector, que adquirir animales en carreteras, aparte de ser ilegal su compra y venta, es una forma de conseguirlos horrorosa y salvaje. Se pueden matar a decenas de animales solo para tener uno. Además del sufrimiento de la víctima al retirarla de su entorno para así ser esclavizada durante lo que le quede de vida.

¿Te imaginas que quieran quitarte a tu hijo, un sobrino o algún familiar? Harías todo lo posible por que esto no pasara, por salvar su vida, aunque la tuya estuviera en juego. Así pasa en la vida silvestre. Las familias lucharán para que no les sea arrebatada la cría y morirán en el intento. Y esto solo pasa para que «alguien» pueda darse el caprichito de tener un mono —u otro animal silvestre— amarrado con unas cadenas en su patio trasero.

Continúo con el cuento. Roberto tendría unos tres meses; era un bebé. Su desnutrición era palpable. Estaba lleno de parásitos y se intuía una mala alimentación. Lo hospitalizamos. Se acurrucó en una incubadora con una vía para pasarle el suero y se le colocó una sonda nasogástrica para darle alimentación. A los días se recuperó. No lo pudimos retener, tomando en cuenta que estos animales no deberían ser «retenidos». Al final se lo llevaron con sus indicaciones médicas y alimentarias. Roberto estaba más fuerte.

Pasaron un par de semanas aproximadamente. Recuerdo que estaba en la oficina con mi tío y mi papá, Felipe, echando cuentos, y risas iban y venían. De repente, una emergencia. Gente desconocida, mismo paciente. Roberto volvió, pero con una señora.

Después de la emergencia pasada y el sermón que se les dio, estos jóvenes pasaron la papa caliente de la responsabilidad a una señora que era su vecina, la vecina que sabe de animales porque vio unos capítulos en Animal Planet.

Roberto tenía marcas de cadenas en la cadera y, como consecuencia, un dolor abdominal desgarrador. Estaba peor que como había llegado la primera vez. En esta ocasión, no pasó la noche. Hicimos lo que pudimos.

Un capricho que le costó la vida a otro ser. Roberto no era el mono de su vida. La vida de Roberto, así como la de miles de animales silvestres, es la libertad. Hay muchísimos animales traficados ilegalmente, retenidos, sacados de su ambiente. Tú puedes hacer que eso no pase. Evita comprar animales silvestres.

La nutrición es la asimilación de los alimentos, el proceso de metabolizar los nutrientes necesarios para el funcionamiento, el crecimiento y el mantenimiento de sus funciones vitales. Esto es importante saberlo, ya que no todos los alimentos son saludables. Es importante entender estos dos puntos, ya que la salud entra por la boca. ¿Suena raro lo que te acabo de decir? Míralo de otra forma más bonita…

> *Cuando la alimentación es buena, la medicina no es necesaria,*
> *y cuando la alimentación es mala, la medicina no es efectiva.*
> Proverbio ayurveda

¿Así queda mejor? Todos los seres requieren de una nutrición equilibrada, de alimentos que sean saludables, para así poder disfrutar del derecho a vivir de la mejor manera posible. Es posible que ya por decisión propia uno quiera o no consumir algunos alimentos no saludables. Pero los animales no eligen, dependen de ti.

Es normal que si comes chocolate —que, por cierto, es dañino para los perros—, puesto que es muy sabroso y agradable, los perros u otro animal también querrán su porción. Normal. Es como si comes chuches enfrente de un niño: te va a pedir lo que estás comiendo. Ahora el tema es decidir si darle o no por lástima o por gusto.

Como te había comentado al inicio de este capítulo, las emergencias en veterinaria la mayoría de las veces son por ingestas de algo. Siempre. Ya sea por exceso de alimento o por toxicidad porque, por ejemplo, a Rintintín le provocó comer basura o se escapó, se fue de paseo y se comió algún veneno o probó un resto de algún estupefaciente que alguien tiró por ahí.

Lo otro que preguntan mucho es la cantidad de alimento que hay que dar. Te recuerdo que varía según el animal, la raza, la especie, la actividad física, contextura, clima y muchos etcéteras. Aparte que hay que aceptar que los animales pueden tener un gran gusto por comer.

Los animales en su estado silvestre deben buscar y trabajar por su comida. Llámese trabajar a cazar el alimento, por lo que el gasto energético es muy elevado. En casa, ese gasto de energía metabólica o de kilocalorías no lo tiene tan elevado, por lo que hay que evaluar bien la cantidad y el tipo de alimento que se le va a dar.

Es muy común escuchar: «¡Ay! Pobrecito, es muy poca comida lo que se le da. Yo le pongo la taza o el bote completo». La cosa es que a un cachorro de dos meses, de 300 gramos de peso corporal, el bote del alimento se lo llenan con unos 500 gramos. Sí, es mucho. Esto es solo un ejemplo. Está claro que quizás no sepas eso, pero para eso estamos los que trabajamos en el área animal, para asesorar. La asesoría siempre es importante y si crees que no está bien, busca a alguien que te pueda ayudar. Pero siempre hay que preguntar. Recuerda que tienes una vida en tus manos, que es tu responsabilidad.

Ese fue un ejemplo claro, y espero que entendible, sobre el día a día por indigestión. Todos los alimentos concentrados, naturales o no, todos, tienen una tabla nutricional de ingesta al día. También está en los alimentos de nosotros, los humanos. La cosa que casi nadie lo lee.

Otra cosa que sucede mucho cuando se piensa en el tipo de alimento es si el animal se aburre por la comida o no. Si le das alimento concentrado y luego le das un filete, es normal que al animalito —que espero que sea carnívoro u omnívoro— le cueste comer de nuevo su alimento. Ponte en su lugar. Imagina por un momento que llevas años comiendo croquetas, de las que tú quieras, y un día sales a un restaurante, te sirven un Strogonoff de pollo o, si eres vegano, una superhamburguesa de lentejas. Quizás te cueste volver a disfrutar de las croquetas.

Lo de «espero que sea carnívoro u omnívoro» que comenté en el párrafo anterior es porque se ve cada cosa… Nada personal, pero he visto gente preguntando que por qué su vaca no come carne.

En una ocasión, estaba en la clínica con mi tío y él recibió una consulta de emergencia. Llegó un señor con algo que parecía un gato. Era un cunaguaro u ocelote *(Leopardus pardalis)*. Animal hermoso, pero estaba caquéxico, deshidratado, entre otras cosas.

Resulta que el animal estaba alimentado con gatarina y/o perrarina (alimento concentrado para gatos y perros). Cabe destacar que en Venezuela se le dice perrarina a todos los alimentos concentrados, da igual la marca, aunque hay una marca que se llama así.

A fin de cuentas, el pobre animal estaba malnutrido. Incluso le daban alimento de casa, pero no pollito bajo en sal o alguna otra proteína; le daban pasta con kétchup y mayonesa, y restos de comida de ese estilo.

En primer lugar, los cunaguaros están protegidos; en segundo lugar, son animales silvestres, y en tercer lugar, siempre siempre hay que pedir asesoría. Lamentablemente, el animal no aguantó más de la tercera noche. Estaba muy mal. Aguantó lo que pudo, todos hicimos lo que pudimos. Es lamentable.

Aunque suene a cliché, un exterior saludable
comienza en un interior saludable.
Robert Urich

Ojo, eso no pasa con animales exóticos o silvestres en su vida natural, solo pasa por la polución, pero es el común denominador en los perros y gatos por la mala alimentación o alimentos de baja calidad, entre otras cosas más. La verdad es que no exagero con lo que te cuento. La idea es crear conciencia de lo que se vive en parte dentro de la clínica diaria veterinaria, por los animales.

Hay animales que llegan de emergencia por indigestión y pueden hasta vomitar 1 kg de comida, pesado al momento. Llegan con dilataciones gástricas, perforaciones de estómago o intestinos obstruidos…

Por ahí dicen que el pez muere por la boca; a todos los seres les puede pasar. Una buena alimentación y a porciones correctas puede cambiar el destino de quien sea. Está claro que pueden ocurrir accidentes. Con esto no te digo que un perro no pueda presentar tal dilatación como la que te comenté antes, pero el riesgo es menor o tiene menos probabilidades de que ocurra, aunque sea una raza o especie predisponente.

Lo otro que hay que tener en cuenta es que la alimentación influye directamente en todo el organismo. Por lo tanto, una buena calidad del alimento y porciones adecuadas en los tiempos justos colaboran de manera directa en la calidad de vida de todos los seres. No es que no se enferme o que no ocurran accidentes, es que la probabilidad de que pase es menor, así como la capacidad de recuperación, que con una buena alimentación es mayor.

Te vuelvo a preguntar: ¿con qué te alimentas?, ¿con qué alimentas a tu compañero de rutas, de vida?

4. Amistades fortuitas. Causalidades o casualidades

Nuestros compañeros perfectos nunca tienen menos de cuatro patas.
Colette

Nunca se sabe dónde ni cuándo se va a encontrar una amistad, un ángel que viene a enseñar, compartir y dar lo mejor de sí, aun cuando uno mismo no lo sabe o quizás no quiere aceptarlo.

Estaba en la universidad, mi *alma mater*, la Universidad Nacional Experimental Francisco de Miranda; una universidad de amigos y un aprendizaje no solo de cátedras, de vida. Queda en la ciudad de Coro (estado Falcón), donde reinan los vientos, ciudad de médanos, playa y sol.

Recuerdo que teníamos que llevar a un paciente vivo para la cátedra de Anatomía Patológica, rama de la medicina que estudia las causas, evolución y consecuencias de las enfermedades por medio del análisis de cada órgano. En este caso, se usan pacientes a los que se les proporciona drogas para realizar la eutanasia y así poder hacer una necropsia. Antes en la universidad se trabajaba en prácticas con animales vivos, la gran mayoría pacientes que estaban en su último estado. Hoy día se están usando simuladores.

Mi grupo de estudio y yo no teníamos animales en la residencia, por lo que tuvimos que buscar uno de la calle y en mal estado. Fueron días de búsqueda. Ya habíamos visto algunos: unos imposibles de atrapar, otros superagresivos, otros no tan mal en su estado físico. No sabíamos qué hacer. Lo que sí sabíamos era que sin perros no había práctica, y sin práctica no pasabas la materia.

En ese dilema, pero con la mejor actitud posible, vi en la distancia una mota de pelo entre blanco sucio y amarillo, nudos, olores entre grasa y ropa vieja remojada… Una garrapata con perro, literalmente. Desnutrición total. La muerte rondando. Lo recuerdo como si fuese ayer. Se me llenan los ojos de lágrimas escribiendo estas líneas rememorando aquel bendito día. Tenía ojos brillosos llenos de desilusión, abandono y un miedo desgarrador.

Sí, la atrapamos. No había fuerza de lucha por parte de ella. Estaba entregada. Literalmente estaba en fase de «hagan lo que quieran conmigo». Nosotros estábamos entre contentos y tristes. Un sabor extraño, ya que dependíamos de ella para aprender. Uf, y mira que si aprendí…

Se quedó en mi residencia, una casa con un buen patio. La afeitamos, bañamos y curamos, y ya movía la cola. Yo estaba orando por encontrar a otro animal que quizás hasta ya estuviera muerto. No quería dormir a Firula. Ese es el nombre de una de las perras de mi vida…

—¡Lo encontramos! —gritaba uno de mis compañeros desde la reja que da a la calle.

Yo respiré profundo lleno de gracias. Firu movía la cola. La vida está llena de dualidades.

—Me llamaron de un taller diciendo que tenían a un perrito que estaba muy mal. Su tutor quiere dormirlo —contó José.

Continuó hablando y explicando que el señor Estéfano estaba decidido a dormir al perrito y, bueno, nos lo dio para hacerlo y para investigar.

El perrito estaba maltratado por la sarna, tenía gusaneras y las patas fracturadas, así como la columna. Como pudo, el perrito se refugió en el taller para morir, quizás para hacerlo en su soledad. Lo mejor para él era ayudarlo a dormir y descansar de su penuria.

Los ojos de un animal tienen el poder de hablar un gran lenguaje.
Martin Buber

Pasamos la materia. Encontramos todo tipo de enfermedades en el estudio de su cuerpo. El donante fue muy generoso, por lo que le agradecemos por permitirnos trabajar con él. Hablo del perrito y también del señor que lo encontró, sabemos que intentó ayudar como podía.

El hombre puede medir el valor de su propia alma
en la mirada agradecida que le dirija un animal al cual ha socorrido.
Platón

Firula fue una amiga ejemplar. Vivió conmigo en casi todo mi paso por la Universidad.

Era una perra callejera, amiga de todos, una perra de verdad. Me acompañaba a coger el autobús y se volvía para la casa. Otras veces se montaba y se sentaba conmigo en el autobús de la universidad; sí, se subía como cualquier mortal. Todos la conocían. Entraba en clase conmigo y playa y rumba eran honradas con la presencia de Firula, que disfrutaba de las fiestas conmigo. Incluso, si el dueño del bar no me conocía y se tenía que quedar afuera, se sentaba a esperarme en la puerta. Al finalizar la noche, los dos retornábamos para casa caminando y jugando, y ella me cuidaba de algún malandro que quisiera robarme, aunque solo metía miedo, porque al final le movía la cola a todo el mundo. Mi amiga, una gran amiga, una compañera que no necesitaba hablar para expresar lo que quería, lo que sentía, lo que era.

En la universidad, después de clases, yo trabajaba en las noches. No pienses mal, trabajaba en bares sirviendo tragos, o haciendo el intento. Otras veces me iba a trabajar a la clínica veterinaria de mi tío. En fin, ella me acompañaba casi a todos lados.

Le gruñía a veces a otras perras, a las que le caía mal… Y a mis amigos y amigas también. Al final, con su gran alma, su pureza de amor, su animalidad, terminaba moviendo su colita. Era tan noble que practicamos con ella para tomar vías para muestras de sangre. Eso sí, sin jamás lastimarla.

Me acompañó en los mejores y peores momentos en mi paso por la universidad. Pasamos trabajos juntos y ella siempre estuvo al pie del cañón a mi lado. Les cuento que ella era de la calle e, incluso, se escapaba a «perrear» (estaba esterilizada) y daba sus paseos. La conocían en la calle donde vivía en ese entonces.

Fue una perra que me enseñó que todo vale la pena —así creas que es simple—, que hay que agradecer por las cosas más pequeñas, que la amistad es pura, la lealtad y, sobre todo, aceptar.

Pasaron los años. Llegó el día: me gradué como médico veterinario. Me hizo falta, pero no me pudo acompañar.

Unos tres meses aproximadamente antes de graduarme, me estaba mudando a Caracas. Yo iba a vivir, literalmente, en la clínica de mi familia.

Mientras pasaba eso, buscaba la manera de llevarme a Firu. Ella no podía vivir en la clínica conmigo y tenía que buscar la forma de tenerla cerca. Un amigo que seguía en la residencia y que conocía a Firu, amablemente, aceptó cuidarla por un tiempo mientras resolvía qué hacer. Lo hizo superbién. Gracias.

Al tiempo, pasadas unas semanas, volví a Coro, ciudad donde estudié mi carrera. Por supuesto, pasé por mi antigua residencia a ver a mi amigo y a mi amada vieja amiga. Cuando encontré a Firu, mejor dicho, cuando ella me rescató a mí, ya era mayor. Al reencontrarme con ella, mi vieja amiga estaba más adulta y moviendo su peluda cola. Estaba enferma.

La abracé muy fuerte y ella me abrazó, lo sé. Le dije:

—Firu, te juro que estoy haciendo todo lo posible por traerte conmigo. No tengo dónde tenerte, pero te prometo que te voy a encontrar un lugar cerca de mí.

Sé que ella me entendía, me aceptaba con todos mis errores y locuras, con lo bueno de mí. Yo, su alumno; ella, una maestra paciente y serena a la que no le gustaba bañarse.

Me despedí, me lamió la cara. Moviendo su cola, se levantó como pudo y me acompañó a la puerta. En otro momento, hubiese saltado la reja, como siempre hacía, y me hubiese acompañado hasta el terminal. Quizás hasta el chofer me hubiese regañado, ya que hasta se subiría al autobús. No pudo ser, ella estaba viejita y enferma. Espíritu libre…

Me subí al autobús. Pasaron cinco minutos y una llamada de mi amigo me marcó. Firu acababa de transmutar; me gusta llamar así a la muerte. Me comentó que se acostó después de yo salir de la casa y se echó, para así volar al cielo de los animales.

Gracias, Firu, por todo. Fuiste y eres una de las perras de mi vida.

Me gusta escuchar las historias, los cuentos de las personas con sus animales. Me gusta aprender y estudiar el comportamiento de ambos seres. Es superinteresante cómo la energía fluye para que encuentros «fortuitos» se den. No hay explicación, solo pasa. Conoces a una persona, se gustan, vibraron y al tiempo se casan. Eso pasa.

Hay muchas historias de encuentros cercanos perrunos, gatunos o con otro tipo de animal. Se necesitaban. Más adelante te hablaré sobre ese tema de vibración. El hecho es que siempre esos encuentros pasan por algo, sin lógica alguna. Es posible que no sea la primera intención.

Una vez nos dejaron un gatito en la clínica. Una señora iba pasando por una farmacia y en el medio de la basura vio a un gatito. Estaba sucio, con los ojos lagañosos y la barriguita inflada. Muy deteriorado.

La señora se detuvo al escuchar los maullidos desconsolados del gato. Lo recogió y adivina a dónde fue a parar. Sí, a la clínica. La señora no abandonó al gato, es más, cubrió los gastos, que fueron compartidos entre ella y yo; debíamos ayudar. El detalle es que ella no podía tener al gato. Pues nada, le buscamos un hogar temporal. Por lo menos el veterinario lo tenía seguro, al igual que un techo provisional.

La chica que tenía al gato de forma temporal no podía quedarse con él, pues tenía más animales. A los pocos días, llega a la clínica una familia. La chica del gatito lo llevó para hacer un control y valorar que todo estaba bien.

Adivina, qué predecible es este cuento… Sí, se encontraron la familia, que estaban llevando a un cachorro para su primer control, y la chica con el gatito. La niña empezó a jugar con el gato y el cachorro también se volvió loco jugando con él. Pura atracción, pura vibra. Un gato que pasó por tres casas estuvo ese día en el lugar y el momento oportunos. Nada es casual, todo es causal.

Como ese caso, tengo miles. Hay muchas historias de amistades causales, «fortuitas». Aparecen algunas por internet, todavía están. Una que me encantó, porque lo viví, fue con un pingüino.

Ese caso es el de Dindim, un pingüino que apareció agonizante en una playa de Brasil. Según algunos artículos, el que lo encontró fue el señor João Pereira. Dindim se encontraba moribundo entre unas rocas cubierto de petróleo. El señor se llevó a casa al animal, lo limpió, se esforzó por ayudarlo y mantenerlo con vida. Una vez recuperado, el señor João lo devolvió al mar. Algo que no se imaginaba que iba a pasar era que el animal volvería meses después a la misma playa donde un día fue rescatado. Dindim, cada determinado tiempo, visita al señor que lo rescató, pasa un tiempo y vuelve a su rumbo.

Siempre habrá cosas que van más allá del entendimiento «lógico» humano. Hay cosas que van más allá de lo que se ve. Dindim es y será el pingüino de su vida.

5. Relaciones funcionales

Hay que valorar el hecho de que en casi todos los hogares del mundo hay algún animal de compañía, y no hablo de tu pareja (chiste malo). Te hablo, literalmente, de una compañía animalesca. Y es que si en un hogar se decide no tener animales, el vecino tiene tres, cuatro o cinco. Es tan buen vecino que equilibra la ecuación.

Pero sí, en el mundo casi todos los hogares tienen animales, principalmente perros y/o gatos, aunque también hay otros más exóticos. Sin embargo, la idea es colaborar con el bienestar de todos los seres, prevenir y crear conciencia, estimular ese vínculo y que todo resulte beneficioso.

> *Hasta que uno no ha amado un animal,*
> *una parte del alma sigue sin despertar.*
> Anatole France

Los animales se prestan para el capricho o la necesidad de tener a alguien para proteger. Es muy posible la necesidad humana de querer ser protector de algo o de ser responsable de algo. Es, a mi parecer, un tema interesante, sin buscar los extremos típicos para darles a los *haters* de las redes y de la vida leña para su fuego.

¿Dependencia emocional? ¿Carencia, necesidad, capricho? ¿Disfrute, pasión y amor? Son preguntas que entablo mucho con amigos y conocidos con respecto a los animales. Se las hago a las personas que llegan diciendo que les gustaría tener un animal. No es para cuestionar su futuro acto, pero sí para que entienda el nivel de responsabilidad que supone tener un animal y te pueda acompañar en tu proceso.

Hay que tomar en cuenta que llevas a tu hogar a un ser vivo que requiere cuidados, aparte de entender a la especie que llevas. O sea, no es solo tener grandes canales de televisión y que vea fútbol todo el día (otro chiste malo), pero sí saber sobre los requerimientos básicos que necesita ese animalito para que tenga una calidad de vida.

El vínculo entre los humanos y los animales va mucho más allá de lo que se ve. En la actualidad, hay una ciencia que estudia ese vínculo, la antrozoología. Básicamente, es el estudio de las interacciones entre los humanos y los animales.

Esta relación también puede verse trastornada, así como las preguntas que hice anteriormente, que pueden parecer una tontería, pues te cuento que es importante para que exista esa simbiosis. Puede haber una delgada línea donde exista el llamado, actualmente, síndrome de Noé.

En un artículo publicado por el IMIM (Instituto Hospital del Mar de Investigaciones Médicas), se dice textualmente:

> *… investigadores publican en la revista Animal Welfare, el primer estudio europeo que aporta datos sobre este trastorno aún poco conocido y que tiene consecuencias muy negativas tanto para la salud de las personas que lo sufren como para la de los animales. «Este es el primer paso para el reconocimiento social de este trastorno que preocupa cada día más a las administraciones, ya que se está convirtiendo en un grave problema de salud pública. Aún no existen protocolos de actuación estandarizados para realizar intervenciones en estos casos», comenta Paula Calvo, investigadora del grupo de investigación en ansiedad, trastornos afectivos y esquizofrenia del IMIM y de la «Cátedra Fundación Affinity Animales y Salud» del Departamento de Psiquiatría de la UAB.*

Este artículo lo pueden encontrar en:
https://www.imim.es/media/upload//arxius/mes%20arxius/Hoarding%20nota%20DEFcast.pdf

Es interesante valorar todo antes de dar el salto de la compra o adopción de esos seres maravillosos. Es importante entender y, sobre todo, aceptar de alguna manera esa realidad que está oculta o no se trata mucho. Repito, es importante que no sea un juicio. No es juzgar una decisión, es brindar un punto de vista, colaborar de la mejor manera al entendimiento de las relaciones entre las especies humana y animal desde otra visión, para que esa relación sea funcional.

Hay muchos animales que están en mal estado, ya que para el tutor cuesta aceptar esa responsabilidad. Uno como profesional debe decirlo, es parte del trabajo. Los animales pueden tener parásitos, heridas y enfermedades diversas que no solo ponen en riesgo su vida, también la de sus tutores. No es ser alarmista, es ser precavido. La calidad de vida de los animales también influye significativamente en la calidad de vida del humano.

Atender a una gran cantidad de animales que se encuentran en mal estado es una tarea titánica. La mayoría es información otorgada por parte de todos los que trabajamos de alguna manera con animales, pues es importante prestar atención a los protocolos que se les debe aplicar. Como siempre digo, quizás no te gustan los animales, pero ellos merecen respeto, son seres vivos. No solo los animales, la naturaleza en general tiene derecho a ser respetada. A estos temas no se les presta mucha atención. Como todo, cuando te toca es cuando estás en estado de alerta.

Cada vez hay más animales abandonados porque no los pueden tener o no pueden pagar a un veterinario. Hay muchos «motivos» por los que existe o puede darse el abandono. Por eso es importante valorar al querer un animal, adoptado o no, si es un capricho o es algo por lo que realmente quieres asumir esa responsabilidad y siempre tener una buena asesoría.

Desde hace muchos años, se habla del cambio. Un cliché, sí: el cambio empieza por ti. Y sí, es realmente así. Se quiere cambiar todo, pero cuestiónate desde dónde lo quieres hacer: ¿arreglar al mundo o valorar al mundo? Teniendo en cuenta todo: sus especies, calidad de vida, bienestar, mutualismo…

«¡Quiero sacarle una camada a mi perro o gato!», dicen muy frecuentemente en las consultas, y se molestan cuando les respondes: «¿Qué van a hacer con esos cachorros?». Algunos los venden, otros los regalan, pero la mayoría no sabe o no tiene ni idea de qué hacer con ellos. Te conviertes en parte del problema: camadas no deseadas, refugios repletos, clínicas y hospitales llenos de personas quejándose de que tienen que pagar por la clínica del animal, entre otras cosas más.

Muchos de los veterinarios y las personas que trabajan con animales por vocación tienen que cubrir lo que un capricho genera al evadir esa responsabilidad. Recuerda que todo es una causa que trae un efecto, allí es donde uno al ser responsable puede hacer la diferencia. Eso va para todo en la vida, o bueno, es mi forma de ver las cosas.

Como es de esperar, la esperanza de vida de los animales que están en la calle es menor que la de uno que esté bajo un techo acogedor. Hay variables que influyen, evidentemente, como lo son la alimentación, las emociones y los cuidados clínicos. Eso alarga, pero hay que hacerlo bien.

Una relación funcional es una definición en matemáticas que determina de inmediato cuándo dos variables están relacionadas funcionalmente y se puede saber el valor de la segunda. Las matemáticas quizás no tengan nada que ver con el respeto o el cariño de las personas y los animales, algo que difícilmente sea medible —no lo sé, no soy matemático—, aunque dicen que el lenguaje del universo es a través de los números, así que es posible.

Lo que sí te puedo decir, y es predecible, es que las personas pueden cambiar por la energía y el encanto de esos ángeles de cuatro patas, o plumas, o escamas. Esa ecuación de variables de cómo trates a tu animal dice mucho de ti.

Todos los que trabajamos con los animales nos guiamos por la vocación, claro que sí. Al igual que un médico humano y su vocación por la medicina y las personas. Al igual que un mecánico y su pasión por los vehículos. La vocación por la profesión es una llama interna que te hace disfrutar de lo que se hace. Pero de eso a tener que asumir tu responsabilidad es otra cosa.

Recuerdo que cuando estudiaba en la universidad vi una materia que era Ecología y Fauna Silvestre. Me encantaba esa materia, en la que podía valorar basándome en la observación. Veía el poder de la interacción de las especies, lo importante de la biodiversidad, lo importante que somos todos los seres para el mundo.

Una de las cosas que me encantaba y que hoy te brindo en este libro es entender lo que es un nicho ecológico, que es básicamente su modo de vida. Son todas las condiciones físicas, químicas y biológicas que una especie necesita para vivir.

En esas condiciones está la pauta de la alimentación. Volvemos con el tema de la nutrición, sí, pues es un requerimiento necesario para la vida y que esta sea de calidad. Así como su hábitat o donde se supone que pasará el resto de su vida, además de un mínimo de enriquecimiento ambiental, o por lo menos, en el caso de los perros, sacarlos a hacer ejercicio.

En este punto te das cuenta de la maravilla de la naturaleza y de la gran responsabilidad que tenemos como hermanos mayores sobre ella. Aquí, al tener animales o si decides tenerlos, a mi modo de ver, no solo se debe entender la teoría, sino que es en la práctica donde debes ver tu relación con ese nuevo integrante y valorar las relaciones que tendrá con el entorno.

Te lo cuento de la siguiente forma. En las relaciones entre especies se pueden ver:

- Simbiosis: asociación cercana a largo plazo entre dos o más especies.
- Mutualismo: tipo de interacción en la que se benefician dos especies distintas.
- Comensalismo: interacción entre organismos de distintas especies, en la cual se beneficia un tipo de organismo.
- Competencia: son dos o más organismos de igual o distinta especie que hacen uso de los mismos recursos.
- Depredación: es cuando un organismo de una especie (depredador) captura y se alimenta de otra especie (presa).
- Parasitismo: interacción entre dos especies distintas en la que una se beneficia mientras se daña a la otra.

¿Cómo es tu relación con los animales que te acompañan? ¿Cómo es la relación de tu amigo de cuatro patas con el entorno? Incluso, ¿cómo es tu relación con tu entorno o contigo mismo?

Todo lo que le ocurra a la tierra ocurrirá a los hijos de la tierra.
Jefe Seattle

Al aceptar esas relaciones, por más extraño que parezca, te brindan un punto de vista diferente del mundo interno y del que te rodea. Sin juicios, ves el tipo de relación que tienes tú con tus animales, pareja y, sobre todo, contigo mismo. Incluso súmale tu profesión o lo que quieras estudiar o hacer, pero que sea desde tu SER. Los animales y la naturaleza te pueden sumergir en un mundo de enseñanzas maravillosas donde todo se pueda disfrutar.

Es importante darte cuenta de este tipo de relaciones. ¿Por qué? Porque sin querer o a niveles inconscientes, destruyen o agotan. He visto muchas relaciones fracturadas, y no hablo de las humanas, aunque también sirve para esa especie. Hablo de los humanos con los animales. Más adelante trataremos temas más específicos como las conductas, sin embargo es necesario tocar ese tema ahora, ya que al adquirir un animal, de una relación simbiótica se puede pasar a la competencia, algo normal si hay más animales. Aquí entraría en juego un etólogo, quien te dará pautas para que las relaciones sean armónicas.

Recuerda, mi estimado lector, que todos los seres somos de costumbres, de rutinas, de hábitos, de creencias en lo humano… Puedes tener diferentes tipos de relaciones, incluso cambiantes. Tienes que darte cuenta de cuál es la que trae beneficios en conjunto y/o cuál tiene la carga para destruir.

He visto muchos animales morir y ser abandonados por costumbres quizás impropias o por falta de asesoría, donde de ser mutual se pasa a ser una competencia de vida o muerte por cariño o alimento.

Recuerda que a la hora de tener un animal, tú serás su protector; él será tu maestro.

6. ¿Paseamos juntos?

Dentro de esa relación funcional podemos hablar sobre cómo se puede valorar de manera exponencial a las personas que tienen animales, que tienden a ser más proactivas en cuanto a la socialización se refiere, ya que tienen una responsabilidad social.

Supón que eres una persona de mal carácter, gruñona o simplemente asocial, pero que tienes un perrito, adoptado o comprado, da igual, es solo un ejemplo. Lo llevas a dar un paseo matutino. Otra persona que está haciendo lo mismo recorre esa misma ruta, esa acera. Los perros se saludan, los tutores también, mera «cortesía». A los días siguientes puede pasar lo mismo como encuentros fortuitos. Sin darte cuenta, ya tienes nuevos amigos o conocidos, ya hay una actividad social, un intercambio de intereses, fraternidad. Eso pasa también con los gatos u otras especies. Son afinidades en común que acercan a las personas.

Los animales no solo crean un vínculo con su tutor, son creadores de vínculos con el entorno. Conozco a una gran cantidad de personas que se han enamorado gracias a los animales. Paseando al perro o simplemente en una tienda de animales comprando arena para gatos, encuentran a su futura pareja.

Así como la meditación, en comunidades responsables con los animales los índices delictivos suelen ser menores y mejora la calidad de vida de las personas. Un total comensalismo. Claro, ahora salen los *haters* a decir que las cosas no son así. Recuerda que esto es parte de las verdades de cada uno. Es evidente que si tienes un perro en tu piso y al vecino no le gustan los animales, eso conllevará un posible intercambio de palabras no muy positivas. Para eso hay reglas, normas establecidas por comunidades. Es parte del equilibrio.

Y aunque suene repetitivo, sí, son más los efectos positivos que traen los animales que los negativos. Psicológicamente, los animales traen gran cantidad de beneficios; físicamente, también. Y energéticamente ya ni se diga lo maravillosos que son. Un equilibrio total.

Hay una gran cantidad de investigaciones sobre la vida saludable y el vínculo con los animales. Desde hace algún tiempo, los científicos se han puesto más en acción para entender este vínculo. Me parece genial que lo hagan, teniendo en cuenta que esa relación se da desde hace miles de años y que va más allá de lo físico.

La Dra. Carri Westgarth es investigadora y *senior lecturer* en el Human-Animal Interaction del Institute of Infection, Veterinary and Ecological Sciences de la Universidad de Liverpool, en donde una de sus investigaciones sugiere que las mascotas fomentan las habilidades sociales y la autoestima de los niños. Es interesante este enfoque sobre el desarrollo infantil y adolescente saludable.

Todo parte del beneficio en la convivencia, la responsabilidad con los animales, el estímulo del desarrollo emocional y la empatía, incluso hay una franca mejoría en la comunicación. Y es que los animales son tan importantes y ese vínculo es tan notable que están las terapias asistidas, que ayudan a los niños o adultos con algún tipo de deficiencia. La verdad es que los animales fueron, son y serán seres importantes en nuestra vida, ya sea porque se tenga o no algún tipo de deficiencia motora.

Realmente, el aporte que dan los animales para la sociedad humana es de elevado significado. Esos seres maravillosos enseñan a vivir de una forma más consciente y en coherencia. Son unos maestros de la vida.

> *Produce una inmensa tristeza pensar que la naturaleza*
> *habla mientras los hombres no escuchan.*
> Víctor Hugo

Desde hace ya muchos años, se usan y se estudian los animales y su vínculo con los humanos, tomando en cuenta que también somos animales. Todos tenemos talentos, ellos, los animales, también. Una magia que entregan sin disimulo alguno, una energía que ayuda a calmar y a reencontrar el alma en cada uno, y que permite disfrutar de su entrega, su alta vibra, su posición alquímica para transformarte.

Te cuento algo. Hay un caballo que se hizo famoso por sus habilidades. Este caballo fue una estrella en espectáculos de doma, campeón en Francia. Su entrenador, el señor Hassen Bouchakour, se dio cuenta con el tiempo de que al animal tenía una particularidad: al final de los espectáculos se acercaba a personas y se quedaba un rato con ellas. No lo hacía con todas, era algo más bien al azar, algo instintivo.

Peyo, el semental, tenía una vocación excepcional, ayudar a los necesitados. Su entrenador se unió a ese propósito y dejaron el espectáculo para ayudar a personas que padecían algún tipo de enfermedad. En el 2016, empezaron a trabajar como voluntarios en hospitales con el nombre de «Dr. Peyo, un caballo terapeuta». Es un maravilloso maestro, un caballo con unas extraordinarias facultades que visita a los pacientes terminales en diferentes hospitales.

Peyo, a través de su instinto, «escoge» a los pacientes. A mi parecer, es una energía, una vibra que se atrae, donde no hay juicios o creencias. Solo son dos almas que se unen con un fin: la transformación, la alquimia. No se trata de milagros; es un vínculo, es energía, compañía y fluir.

En los animales y los humanos la relación debe ser funcional, equilibrada, armónica; esto es, una relación de bienestar. Es lo natural. El vínculo entre animales y humanos va más allá de lo que ves.

La unión y la fraternidad de humanos y animales son tan importantes que desde hace años ya se trabaja con terapias asistidas con animales, en las cuales las personas, al estar en contacto con el animal «terapeuta», pueden crear un vínculo afectivo, estimulando neurotransmisores que contribuyan a su calidad de vida y emociones.

Estas terapias han colaborado desde hace años con pacientes que presenten algún tipo o no de discapacidad física o intelectual —como autismo, síndrome de Down, depresión o problemas de exclusión social—, así como con personas mayores o que presenten algún tipo de enfermedad crónica o degenerativa.

No hay una línea en que no actúe el milagro de la naturaleza en pro de colaborar con la calidad de vida del humano. Delfinoterapia, hipoterapia, terapias asistidas literalmente con perros o gatos; en fin, hay múltiples formas de ayudar gracias a los animales. Eso lo sabían los antiguos. Ellos conocían el poder físico y energético de esos aliados de poder llamados animales. Y es que tener un animal a tu lado te brinda una compañía llena de amor que nutre el alma.

Pasear a tu amigo de cuatro patas te llena del momento presente. Acariciarlo te llena de vivir el momento. Está claro que muchas veces te da flojera pasear a tu perrito, limpiar la casa del desastre que hay gracias al gato o limpiar el acuario o terrario. Estás agotado para hacer algo así. Uno se convierte en el esclavo de ese amigo. Pero ellos te dan la oportunidad de conectarte con el aquí y el ahora.

En una ocasión, di una conferencia de crecimiento personal, ley de atracción y energía. Recuerdo que hablaba sobre el tema de los animales, el bienestar, la salud y algo más. Al terminar, como ocurre siempre después de las conferencias, se acercó un grupo de personas para aclarar dudas, compartir información y/o saludar.

Una pareja que estaba allí me dijo que a ellos no les convencía lo de los animales. Yo les conté, así como lo hago aquí contigo, que no tenía que convencer a nadie sobre lo que pienso o sobre la tenencia responsable de los animales. Solo contaba mi percepción de la vida, que no es una verdad absoluta. Solo contaba desde mi experiencia lo que para mí es la naturaleza y los animales, su beneficio.

Esta pareja me contó que eran profesionales de la meditación, cosa que aplaudo y me gusta. Aun así, no creían que los animales tuvieran el poder que les contaba que tienen. Y la verdad es que creo que todos los seres del mundo tenemos ese superpoder, pero no lo sabemos usar.

Continuó el intercambio de ideas. Ellos alegaban que bastaba con la respiración para acceder al presente, cosa muy pero que muy cierta, que no necesitaban de un animal, cosa que también es cierta. Les comenté que sí, que era verdad, que no necesitas un animal para conectarte con el presente. No necesitas nada para vivir del aquí y del ahora, solo necesitas respirar. Pero eso es solo un punto de vista.

Hay gente que requiere de un ancla, en este caso positiva, que sea un estímulo para conectarte con eso que para algunos es muy fácil a través de la meditación. Es una representación de amistad, maestría, sin esperar nada a cambio. O sí, un intercambio de energía.

La pareja, otro grupo que estaba también en el medio de esa tertulia y yo seguimos intercambiando puntos de vista.

Pasó un periodo de tiempo, quizás un año o más. Estaba abriendo otra formación y tenía a unas cuatro personas recomendadas por esa pareja que les conté antes. «Gracias por la confianza», pensaba y decía. El tema no es que recomendaran mis charlas, sino que a los días los vi entrar en la clínica donde trabajaba.

Sí, ella llevaba un cachorro en las manos, él llevaba un paseador con un perro que se veía adulto; los habían recién adoptado. No me lo podía creer… Revisé a los perros y les asesoré lo mejor que pude. Mi papá conocía la historia y sonreía de manera cómplice con ellos.

El señor, llamémosle Fabián, me dijo al terminar la consulta:

—¿Paseamos juntos? Demos una vuelta y vamos por un café.

Salimos de la consulta el señor Fabián, su esposa, mi papá y yo. ¡Ah!, claro, y los perros. Paseamos por El Paraíso, que es un lugar en Caracas. Nos sentamos en una panadería y conversamos los cuatro.

El señor Fabián y su esposa me comentaron que después de la conferencia, al tiempo, el hermano de él se iba de viaje. Este tenía un perro y les pidió el favor de cuidarlo, ya que no tenía dónde dejarlo. Fabián y su esposa aceptaron el reto.

Al mes, cuando llegaron a buscar al perrito, contaba Fabián que les dolía entregarlo, sabían que tenían que hacerlo, pero no querían. El perrito tampoco se quería ir. Habían formado un vínculo sin querer queriendo.

Estuvieron un tiempo hablado del tema para tomar la decisión, pues era una responsabilidad: debes alimentarlo, cuidarlo, si viajas lo debes llevar o dejarlo en algún hotel de animales, etc. No es algo fácil. No es cuestión de forzarte a tener animales; nada que ver. Es hacerlo responsablemente si decides montarte en ese barco, así como saber cuáles son los beneficios de tener en la familia un animal. Hay que saber que es un ser vivo que merece respeto.

Ellos vivieron lo que es el vínculo. Vieron lo que es abrir la puerta desde otro ángulo, vivir el presente desde la ayuda de un animal de manera consciente. Son ahora una familia de cinco: el señor Fabián, su esposa, su hijo y sus dos perritos.

Cuando miras a los ojos de un animal rescatado, no puedes evitar enamorarte.
Paul Shaffer

7. Olores, instinto, intuición

Se puede aceptar el hecho de que los animales en su pureza tienen los sentidos bien agudizados. Tú también los tenías en su momento y, realmente, los sigues teniendo, pero están opacados muy probablemente por el EGO, las creencias que no permiten que tu intuición e instinto salgan.

Las grandes decisiones de la vida humana tienen como regla general mucho más que ver con los instintos y otros misteriosos factores inconscientes que con la voluntad consciente y el sentido de razonabilidad.
Carl Gustav Jung

Siempre me preguntan o, mejor dicho, nos preguntan a la mayoría de los veterinarios y/o personas que trabajamos con animales cómo es posible que su animal sienta que va al médico o a la peluquería, o que lo van a bañar. En esas ocasiones, Firulai se escondía, encogía el cuerpo, metía la cola entre las patas y temblaba.

Aparte de lo intuitivos que son los animales, hay algunos estudios que sugieren que los perros pueden oler objetos o personas a una distancia de hasta 20 km aproximadamente y que pueden escuchar frecuencias de sonido al menos entre tres o cuatro veces más altas que las personas. Los gatos también tienen sus superpoderes y, en cuanto a olores y sonidos, son muy similares a los cánidos, pero ellos están más relajados.

A los animales no se les escapa nada y a nosotros, tampoco, la verdad. Míralo en los niños pequeños. Está claro que, por anatomía y fisiología, no tienes ese poder canino del olfato, pero hay cosas que van más allá de lo que ves. Los niños pequeños saben o presienten lo que va a pasar. Saben que hay algo que no cuadra en su ecuación. Eso pasa también cuando van al pediatra, igual que cuando al animal lo llevan al veterinario. Olores, instinto, energía. Tú también lo presientes, pero no quieres darte cuenta. Al final, todos somos animales.

*Nuestros sentidos convierten la energía carente de masa en sonido y
vibración, forma y solidez, textura y color, fragancia y sabor.*
Deepak Chopra

Mira qué gran sentido es el del olfato, aparte de ser especial y primario en muchos animales. Se dice que el sentido del olfato de un perro puede llegar a ser unas mil veces más sensible que el de los humanos. De hecho, un perro, según algunos artículos de investigación, puede tener más de 250 millones, aproximadamente, de receptores olfativos en la nariz; un gato está cerca de los 200 millones, mientras que en los humanos son menos de 10 millones.

Como comenté en un principio, todos los animales tienen superpoderes. A pesar del poder olfativo de los perros, no es el animal que tiene ese sentido más desarrollado, aunque es una de las especies que más nos acompaña día a día y, gracias a esos millones de receptores, hoy en día las personas los usan para las misiones de búsqueda y rescate, detección de narcóticos y/o productos de contrabando. Hasta los están entrenando para detectar células cancerígenas, diabetes e, incluso, virus.

En condiciones perfectas, se ha comprobado que un perro puede oler objetos o personas a una distancia aproximada de unos 20 km, aunque esto va a depender del clima (viento). Por otro lado, influye también la superficie nasal, la cual facilita el recibir y mover (sentir) mejor el aire, algo así como un catador de olores. ¡Te imaginas oler a distancia! Eso sí, olerías de todo.

Otra cosa interesante de los animales en general, unos más que otros, es que pueden escuchar frecuencias sonoras muchísimo más altas que las personas, por eso es importante valorar bien lo del tema de los petardos. Para los cotilleros, ese sentido desarrollado sería una bendición.

El olfateo de la mayoría de los animales, que es en sí el acto de oler persistentemente interrumpiendo de alguna manera la respiración normal o pausada, se hace para maximizar la detección de olores. Es como un sumiller cuando hace su olfacción para detectar un buen vino, pero amplificado.

Ahora lo explicamos de otra forma. Las moléculas olorosas entran en el epitelio olfativo de la cavidad nasal. Estas partículas circulan por los cilios —son como pelitos— de las neuronas receptoras, que van a generar impulsos que son transmitidos por los nervios olfativos al cerebro, específicamente al bulbo olfativo. Esto le permite al perro reconocer un olor, poder seguir un rastro o saber cuándo alguien está llegando a la casa. Este proceso también ocurre en gatos y otras especies de animales.

El intelecto confunde la intuición.
Piet Mondria

Todos los seres están en este plano con sentidos agudos y la sensibilidad a flor de piel. Inocencia, instinto e intuición, los atributos con los que se nace. Te recuerdo que intuición es el poder comprender, sentir las cosas sin necesidad de usar la lógica o el razonamiento. Hay muchísimos significados sobre la intuición. Se nace con ella, pero se puede corromper durante el crecimiento por estereotipos o creencias; sin embargo, en el camino de la adultez se quiere conectar nuevamente con ella. ¡Cosas de humanos!

El instinto es también innato en todas las especies. Es lo que permite responder de forma espontánea ante algún estímulo. ¿Todo esto se puede desarrollar? Claro que sí. ¿Cómo? Yo te lo digo: animalizándote un poco. No es que empieces a andar a cuatro patas o trepar a los árboles, aunque esta última es muy divertida. Significa que vuelvas al origen de ser natural.

Todos se intelectualizan, y está bien, pero hay que permitirse vivir desde la serenidad del SER, aceptar las cosas como son, permitirse vivir de la fluidez.

Los animales tienen estas facultades superdesarrolladas, quizás por la propia supervivencia, pero ellos no les buscan la raíz cuadrada a las cosas, aunque esto tampoco es malo, pues gracias a eso se inventó la rueda, y también al instinto y la intuición.

Todo en la vida tiene una razón de ser, un ikigai. Animales, plantas, minerales, todo tiene una razón por la cual está. ¿Qué tiene que ver esto con los animales y la veterinaria? Que para muchos de los que trabajamos con animales, la salud, el cuidado, el servicio y el bienestar son el propósito, nuestro ikigai. Que los animales también tienen su propósito, si lo intelectualizamos. El problema es que uno se complica mucho.

Eso es parte de la reconexión con la intuición y el instinto: agudizar los sentidos de tal manera que se permita ser la brújula en el camino. Es un modelo de ayuda para ver esa brújula interna. Lo mismo pasa en los animales y en la naturaleza; todos los seres tienen una razón de ser.

En la veterinaria, hablando con muchos colegas, se puede observar que la mayoría de las veces se encuentran en los espacios encasillados por la imagen que les coloquen: sensaciones sin recompensas, incertidumbres, sensaciones de poca productividad de un gran esfuerzo. Eso es debido muchas veces a ese acto de altruismo por el que pasan muchas de las profesiones, no solo la veterinaria, aunque es una de las profesiones más subvaloradas que hay.

Para entender a una persona que trabaja con animales, tienes que convivir con ella y llenarte de esa pasión que incluso podría decir que es adquirida gracias a los animales y a la naturaleza.

El hecho es que todos los seres SON por encima de lo que HACEN y lo que TIENEN. Hace falta la reconexión con esa brújula y quizás volver al centro del ser natural. Permitir que todo lo que es innato vuelva a florecer.

Si nos gusta lo que hacemos, si siempre hacemos nuestro mejor esfuerzo, entonces, realmente, estamos disfrutando de la vida. Nos divertimos, no nos aburrimos, no tenemos frustraciones.
Miguel Ruiz

8. Psicología animal

Hay muchos artículos que hablan al respecto de este tema, la psicología de los animales, vinculándola con la llamada psicología comparada. Algunos de estos artículos sugieren que esta llamada psicología animal está basada en teorías del maestro Darwin, buscando facultades mentales del humano en los animales, por eso es comparada, una especie de antropomorfismo —palabra nueva, tipo trabalenguas de significado interesante—. Parafraseando, se podría decir que el antropomorfismo es la atribución de cosas, conductas y emociones humanas a los animales o plantas, en fin, a lo que no sea humano.

En muchos lugares, se puede ver el estudio del comportamiento y la mentalidad de los animales y sus emociones. Un juego de criterios en el que unos quieren humanizarlos y otros hacer investigaciones en profundidad y aprender más sobre esos maestros naturales y animales.

A partir de lo comentado, no voy a entrar en temas de psicología, ya que soy médico veterinario y no psicólogo, aunque me gusta estudiar y leer sobre estos temas. Puedo mencionar el canon de Morgan y la ley de la parsimonia aplicada en la psicología animal, que básicamente se refiere a entender términos mentalistas —el estudio de los estados y procesos mentales— en la conducta animal, entendiendo que la descripción más sencilla suele ser la correcta. Hay que ir de lo sencillo a lo complejo; así es realmente la vida, simple.

El humano les da muchas vueltas a las cosas y ¿hasta dónde se puede llegar con esa comprensión o análisis? Hablo de esa ley. Es quizás algo subjetivo, lo dejo a criterio de cada uno. Sin embargo, me parece interesante valorar los actos desde la naturalidad del individuo, esa intuición nata, ese instinto básico pero completo que todos tenemos y que muchas veces es inexplicable. De todas formas, en la actualidad hay mucho interés en la comprensión de actitudes y aptitudes de los animales. Y sí, creo que somos iguales, aunque nosotros más enrollados, pero en fin, también somos animales. ¡Un método comparativo más!

No desperdicies tu energía para comparar tu vida con los demás.
Lailah Gifty Akita

Gran parte de la vida se pierde buscando ser alguien, comparándote con alguien más. Es importante que aceptes lo genial que eres. No necesitas compararte con nada ni nadie. Eres genial tal y como eres. ¡Claro!, siempre hay formas de aprender y mejorar, pero tú, como ser, eres espléndido.

Ahora bien, en el caso de investigaciones hay que usar métodos comparados, es parte del trabajo de investigadores y científicos: comparar, encontrar, aprender y mejorar cosas.

En la vida de los humanos se busca comparar desde muy pequeño: «Mira fulano, cómo se viste de bien. Mengano, tú deberías vestirte así también», «Mira cómo se comportan zutano y perencejo, aprende de ellos». Quizás estamos o somos vulnerables a copiar, se puede ver como un ejemplo a seguir o simplemente para adaptarse. En este caso, hablo de comparar a una persona con otra o algún acto.

Muchas veces la comparación pega en el corazón y no se permite ser. Es posible que sea un «ideal» sobre algo o alguien. Este tipo de paralelismo es diario en la vida, es algo que se centra más en las apariencias y la vida social, entre otros. Somos animales que comparamos todo. Por el contrario, los animales sin lógica, por así decirles, viven de la sencillez de su vida y se aceptan por lo que son.

El perro es perro y no busca ser un leopardo. Claro está que con la convivencia se permite que cada especie se adapte y asimile conductas similares para entrar en la manada o la jauría, pero sin dejar de ser. Es algo normal en todas las especies. Eso sí, no cambiando su SER.

Así pues, la psicología comparada va a emplear métodos comparativos para así poder estudiar ciertos procesos psicológicos en las diferentes especies que pueden ser extrapolados a otras especies. Eso mismo pasa con las terapias naturales que veremos más adelante y cómo energéticamente hay un *feedback*.

Continúo. De acuerdo con ciertos estudios, investigaciones y preguntas que he realizado durante muchos años a amigos y conocidos que son profesionales del estudio de la mente y del comportamiento, se podría decir que el conductismo es el área de la psicología que más se acoge a la psicología comparada.

Es muy posible que los estudiosos del conductismo se centraran en los patrones de conducta que quizás son cuantificables, focalizándose en formas «menos» complejas que las del humano. Algo como lo que hicieron los doctores Pavlov con el uso de perros, Skinner con las palomas, Tolman con ratas o Thorndike con el uso de gatos. En fin, hay muchas investigaciones a lo largo de la historia.

A veces me preguntan: «¿Por qué inviertes todo ese tiempo y dinero, hablando del respeto a los animales, cuando existe tanta crueldad hacia el hombre?». A lo que yo respondo: «Estoy trabajando en las raíces».
George Thorndike

En general, los estudios e investigaciones de esta área de la ciencia son básicamente del entendimiento del comportamiento y sus procesos mentales, quizás para entender más el comportamiento humano «básico» o realmente entender el de los animales. No lo sé, pero lo que sí sé es que el superpoder humano es la mente, como dice Jim Kwik, fundador de Kwik Learning.

También es cierto, o al menos es mi forma de ver las cosas, que se han dejado a un lado ciertas sensibilidades, llámalo instinto o intuición, llevando al común denominador de rumias mentales, mayores estados de estrés y ansiedades. Para todo hay solución y en la actualidad se cuenta con grandes grupos de apoyo: psicólogos, psiquiatras o *coaches*, entre otros. Hay que ser feliz, ese es el camino…

¿Desde dónde se aprende?

Hay muchas formas de aprender. Dicen que no se aprende de cabeza ajena. A mi modo de ver, sí se puede aprender por experiencias de otros. Claro está que cuando vives algo, pues lo aprendes sí o sí.

Muchas veces se obliga al aprendizaje. No soy experto en la materia, pero desde mi experiencia y vivencia, no me gusta que me obliguen a algo; creo que a nadie le gusta. Por eso creo que en la evolución de los tiempos es muy posible que ese tema de la educación debería, a modo personal, ser algo divertido y motivador.

Mi mentor, Felipe, siempre me decía la frase de Benjamin Franklin: «Dime y lo olvido, enséñame y lo recuerdo, involúcrame y lo aprendo». A veces se pueden olvidar algunos detalles, pero si ahondas bien, los encuentras. En un momento de mi vida entendí que cuando te involucras no es algo externo, es que SIENTES lo que haces. Lo más probable es que se te olvide algo, como comenté antes, pero el sentimiento que te provocó o la emoción que te generó lo que estás aprendiendo quedará para siempre.

Así veo la educación. Cuando debo dar una clase o una charla, intento que las personas a través de la práctica se conecten a su emoción y sientan la más alta vibra posible. Es como un ancla. Lo otro que intento es hacerlo lo más divertido posible, que no sea aburrido e intentar motivar.

Les cuento esto porque realmente no hay mucho que nos separe de los animales en cuanto a aprendizajes, emociones (bioquímica) y técnicas que lleven a educar al individuo. Bueno, mucha paciencia.

El Dr. José Arica, en su libro *Psicología canina*, comenta que la educación canina es diferente al adiestramiento canino. Se sustenta en que el adiestramiento consiste en enseñar uno o varios ejercicios, algo específico, mientras que educar es brindarle al individuo, en este caso al perro, normas de conducta necesarias para la convivencia con los seres humanos y otros animales.

Me parece muy interesante el punto de vista del Dr. Arica con respecto a la educación. No le puedo enseñar «ética y moral» a un animal, aunque creo que ellos lo saben muy bien desde su forma si hay que ayudar en la convivencia. Aunque en este último punto, me parece que es algo más de humanos.

Los animales viven en simbiosis, en una convivencia innata. No hablo de la «crueldad» de que se comen unos a otros; esto es algo normal y forma parte de la naturaleza. Me refiero a que en la realidad natural, los animales saben vivir en armonía. Ahora pregunto: ¿a nosotros nos educan o nos adiestran?

Yo lo veo así. Adiestrar se refiere a capacitar a un individuo en una habilidad específica, mientras que educar es desarrollar las facultades de índole «intelectual» que pueden abarcar lo ético y moral, basadas en cultura, y que sirven para colaborar con la convivencia.

En fin, no te voy a dar clases de ética, moral o de convivencia, no soy quién para eso. Pero es interesante ver estos puntos, ya que puedes estar pensando en tener a un compañero con plumas o de cuatro patas, o quizás con escamas, y en este libro puedes ver parte de lo que viven las personas que trabajamos con animales, así es probable que puedas entenderlos, pero desde otra mirada, la interna, la del que todos somos unidad.

Ahora bien, entremos en los refuerzos. En el aprendizaje todo se refuerza, lo positivo y lo negativo. Aquí hablo de conducta a nivel energético, puntos, alimentos, gotas que pueden tonificar o dispersar el Qi, que también influyen en el equilibrio de lo «positivo y negativo». De eso hablaremos más adelante. Vamos poco a poco.

Todos los seres nacen armónicos. La vida misma es armonía. Te puede parecer justa o injusta, puede ser, pero es armónica, trata de buscar el equilibrio que se ha perdido en el pasar de los años.

En esa armonía, hay tendencias sublimes que pueden pasar de un lado al otro y, en lo cotidiano, la rutina podrá jugar un rol importante. Recuerda que un hábito es una práctica constante y habitual de algo, al igual que una creencia es un pensamiento repetitivo durante mucho tiempo. Este tema lo vas a poder encontrar desarrollado más a fondo en mi libro *Más allá de lo que ves*.

Partiendo de las creencias y los hábitos, todo se basará en refuerzos, que son un proceso que ayuda a fortalecer una conducta. En el adiestramiento de los animales se podrá ver la modificación de algunas conductas a través de diferentes aprendizajes guiados. Hay muchos libros y entrenadores que hablan sobre este tema, sin embargo hay que tomar en cuenta algunos principios para entender a los animales y, bueno, a los humanos. Somos lo mismo.

*El entrenamiento no trata con un objeto,
sino con el espíritu humano y con las emociones humanas.*
Bruce Lee

Hay dos tipos de reforzadores: positivos y negativos. Uno que te gusta, lo positivo, es algo que se desea, como puede ser comida, caricias o premios, entre otros. Su antagónico será algo que el individuo quiere evitar: un golpe, un grito, un sonido desagradable, que es el reforzador negativo.

En mi época podía salir una zapatilla volando si se hacía algo mal o sufrir un castigo. Era algo normal en aquellos tiempos que venía de generación en generación. A unos les daban más y a otros no tanto. Sin juzgar, pues fueron otros tiempos y eso estaba bien. Sin embargo, era algo desagradable. Ocurría como consecuencia de un determinado acto, pero no necesariamente reducía esa conducta, lo que sí puede generar es miedo y hay que diferenciar entre esa emoción de terror y el respeto.

Un ejemplo de castigo sería si gritas o golpeas a tu perro cuando se sube al sillón. Esto puede hacer que el perro se baje del sillón en ese momento, pero no le enseña que no debe volver a subir. Algunas consecuencias imprevistas de este castigo hipotético podrían ser que tu perro te muerda por pegarle, que se asuste cada vez que te vea o que adquiera fobia a los sillones.

Te cuento esto, ya que ahora, gracias a los estudios y a la observación, se puede entender mejor a lo que me refiero con los refuerzos. Veámoslo de esta manera. Hace tiempo que no ves a alguien y cuando vuelves a ver a esa persona, él o ella te recibe con reproches y reclamos. La verdad es que quieres que ese momento termine y esperas no volver a verle durante mucho tiempo. Cosa contraria ocurriría si al verse se dicen las cosas con gusto y se dan abrazos, entre otros. En este caso, hay un refuerzo, quizás inconsciente, que será positivo.

Ahora bien, el negativo tampoco es que sea algo nefasto o un «castigo». Hay muchos libros, blogs, artículos y personas que tratan y hablan sobre el refuerzo negativo. También forma parte de una disciplina y puede ayudarte con el manejo de la conducta de tu animal o la de algún otro ser viviente.

¿Cuál es la diferencia? El castigo parte de un estímulo que repele un comportamiento indeseado por parte de tu tutorado o protegido. Básicamente y a lo Dr. Skinner —o así lo entendí—, el castigo es aquello que ocurre cuando el desenlace de un comportamiento es la pérdida de algo que se quiere por culpa de la mala actitud.

Dicho esto, hay que tener en cuenta algo sobre estos términos, y es que cuando se castiga, la mayoría de las veces se hace cuando el aconteciendo pasó. Ya solo por eso hay una brecha entre castigo y refuerzo negativo.

Hay que decir y hacer las cosas en el momento presente. Mañana es tarde. Sí, parece una locura, pero es muy interesante, básico. Todo va de lo simple a lo complejo, pero en el tiempo preciso. ¡Ah!, esto sirve para todos los seres. Te invito a observar tu conducta, eso sí, sin juicios, que es lo más difícil. Observar —que es diferente a ver— lo que está a tu alrededor.

De los animales se aprende a no juzgar, a fluir… Observa, recuerda que siempre hay un estímulo, una causa y un efecto.

El comportamiento

Compartir durante mucho tiempo, convivir, hace que se adopten comportamientos o ritmos de vida. Los animales son maestros en la adaptación, son más desprendidos, generosos e incondicionales. El protector o tutor será el que le transmitirá todas sus cualidades al animal.

El comportamiento es una sintonía, una orquesta, una frecuencia donde se llega a un vínculo estrecho. Es tan importante que hoy en día se estudia en la antrozoología, que es la ciencia que valora las interacciones y el vínculo entre los seres humanos y los animales. Recuerda que ese vínculo es ancestral.

Se buscará todo lo posible por entender, bajo el ojo científico, el vínculo que hay. Es formidable, sin embargo, que hasta el momento hay cosas que no se entienden, pero que se sabe que existen. Solo hay que aceptarlo, y el que tiene o haya tenido un animal sabe de lo que hablo.

Quizás es algo inexplicable. ¿Conexión?, ¿amor? Es algo que va más allá. Es algo que no tiene nombre o ponle el nombre que quieras.

Ellos sumarán a su conducta comportamientos aprendidos. Eres su tutor, su alfa y omega, y serán o son parecidos. ¿Supervivencia?, ¿amor?, ¿energía? Pon el nombre que quieras, pero son parte de ti, de tu manada, y te protegerán, así como debes hacerlo tú también. Ellos darán todo por ti. Recuerda que su comportamiento está condicionado por su zona de confort.

Los animales son puros. Ya a estas alturas del libro lo he comentado de muchísimas formas. Todo depende de la crianza. Sí es posible que haya animales o razas más dominantes que otras o, como le dicen hoy en día, razas PP (potencialmente peligrosas), aunque creo, y es un criterio muy personal, que nosotros los humanos somos los más peligrosos, los que debemos ajustarnos de alguna manera y volver a nuestro origen del ser natural.

Estudiar a los animales, su comportamiento, su vínculo con el humano es apasionante. Somos tan diferentes pero a la vez tan iguales. Somos animales.

Quizás no te gusten los animales, o algunos, pero son seres vivos que merecen respeto. No los ames si no quieres, pero respeta la vida. Todos tenemos un lugar en este maravilloso planeta y recuerda que somos los hermanos mayores de una «lógica» aparente, pero eso no nos hace superiores, somos iguales.

Aprender de la naturaleza es volver a nuestro origen y las cosas complejas vienen de las simples. No es el animal bueno o malo, la raza buena o mala, es cómo seas con ese ser. Lo simple es reencontrarse contigo y ver lo maravilloso que eres como SER. Volver al instinto, activar la intuición y vivir en la coherencia de quién eres.

Los animales lo saben, lo sienten y viven en la coherencia de lo que SON, no de lo que les gustaría HACER para SER alguien. Ahora bien, ¿quiénes son los incoherentes?

Para el que tenga animales o sienta ganas de tenerlos, ten en cuenta que eres el responsable de un ser vivo, y no es que vivas en una clínica veterinaria, pero sí debes entender que debes tener recursos para cubrir lo mínimo de ese ser que TÚ decidiste cuidar, ya sea por energía (atracción) o por el justificativo que quieras. Fue una decisión. Cuídalos porque ellos darían todo por ti; de hecho, lo dan: su amor. Llegan a ser la perra o perro de tu vida… En fin, el animal puede ser el maestro de tu vida.

Hace un tiempo leí una historia que me encantó. Hoy la comparto contigo. Es un relato de la historia real entre un delfín y el famoso buzo italiano Enzo Mallorca.

En el mar de Siracusa, Enzo estaba hablando con su hija Rosana, que estaba en un barco. Él sintió que algo golpeaba levemente su espalda, se volvió y vio un delfín. Se dio cuenta de que este no quería jugar, sino que parecía que necesitaba algo. El animal se zambulló y Enzo fue tras él. Casi a una profundidad de 12 metros, atrapado en una red abandonada, había otro delfín. Enzo rápidamente le pidió a su hija que tomara un cuchillo. Pronto los dos estaban ayudando al delfín atrapado y pudieron liberarlo. Cuenta Enzo en una entrevista que escuchó un chillido, algo parecido a un grito de un humano.

Es importante aclarar que un delfín no puede estar más de diez minutos aproximadamente bajo el agua, pues corre el riesgo de ahogarse. Recuerden, los delfines son mamíferos, respiran por los pulmones, no por las branquias como lo hacen los peces.

El delfín liberado subió a la superficie ayudado por Enzo y su hija. Sorpresa: estaba embarazada, era una hembra. El macho los rodeó, se detuvo frente a Enzo, le tocó la mejilla en un gesto de gratitud y luego ambos delfines se fueron nadando.

Este relato lo pueden encontrar en muchos lugares por la web. No es el único relato donde animales y hombre se ayudan.

Las colaboraciones se dan en todas las especies. Me parece interesante y hasta algo difícil de entender; aceptarlo y fluir es fascinante, entenderlo es complicado. O por lo menos para mí.

Es una especie de cooperación, un altruismo entre especies. Entre ellos mismos se logran ayudar cuando hay uno con algún problema. Hay complicidad entre especies, algo maravilloso. Es posible que pase más de lo que uno pueda verlo. Y no siempre es solo por cuidados, protección o astucia, según las condiciones en las que habiten las especies.

En una ocasión, vi un caballo y un perro escapar en una hacienda en la que estaba. El perro ayudó al caballo a soltar la soga que ataba al ungulado. Después de soltarlo, salieron corriendo y jugando por toda la parcela. Parecían dos niños corriendo y saltando por todo ese espacio abierto. El cuidador, entre risa y disgusto, nos comentó que eso lo hacían siempre, que un día encerró al perro en un cuarto y el caballo pateó la puerta hasta romperla para que su amigo canino saliera a jugar. ¿Qué provocaba ese comportamiento? Quizás fuera por afinidad, no lo sé. He visto y escuchado muchas historias parecidas con otras especies. Puede ser la conexión interna y que no hay peligro de depredación, no lo sé.

Yo conviví con un león en mi casa. Mi mentor llevó un cachorro de león moribundo, fruto del parto de una leona de un zoo en el que él y mi tío colaboraron. Este león se llamaba Felipito. La leona lo rechazó. La camada estaba muerta y él estaba a punto de transmutar.

Mi mamá lo alimentaba con tetero y se le hacían los cuidados básicos. Se hacía de todo. Yo era muy pequeño, pero lo recuerdo como si hubiese sido ayer.

Felipito se salvó. Era un cachorro normal de león que vivía en una casa de Caracas con un niño y muchos perros. Un peluche viviente. Un rugido suyo hacía temblar a todos los animales de la zona, menos a sus amigos de la casa. Recuerdo sus juegos con sutileza, sabía que si ponía toda su fuerza, me lastimaría. Recuerdo dormir las siestas abrazado a él.

Él creció, y no sé a dónde lo llevaron con exactitud. Sé que se quedó en Caracas y también recuerdo que estaba en un lugar abierto y grande. Una vez mi mamá me llevó a visitarlo. No sé la distancia, lo que sí sé es que se escuchaban a lo lejos rugidos estruendosos. Felipito sabía que lo íbamos a ver.

Una gran melena le cubría parte del cuello. La última vez que lo había visto tenía poco pelo, una especie de cresta. Había un vínculo entre ese animal y nosotros impresionante. La relación fue más estrecha con mi mamá, pues ella prácticamente lo salvó, alimentó y cuidó sus primeros años.

Jugó conmigo, con cuidado, como loco. Jugaba con perros como uno más. ¿Crianza?, ¿convivencia?, ¿mutualismo?, ¿simbiosis? Quizás sí a todo eso. Lo interesante es el comportamiento, su vida y su gratitud. Para mi mamá y para mi familia, Felipito fue el león de nuestra vida…

El comportamiento se sigue estudiando a fondo para entender esa relación entre especies con el fin de ayudar. ¿Evolución?, ¿amistad?, ¿interés? Algún día lo sabremos. Por el momento podemos seguir el ejemplo que la naturaleza nos da.

9. ¿Observación de los animales?

Si sois prudentes, observaréis atentamente a los hombres
para que no os oculten lo que piensan.
Solón

En principio, se puede decir que la observación es, de alguna forma, un método de investigación que, literalmente, consiste en la utilización de todos los sentidos para obtener datos que se requieran para algún tipo de estudio o investigación.

Es un método que para muchos puede ser subjetivo, ya que la valoración va a depender del observador; sin embargo, no quiere decir que no sea factible. Y si hablo de este tema, no puedo dejar de hablar sobre el maestro Charles Darwin y su teoría de la evolución.

Las ideas de Darwin se proyectaron en muchas áreas del conocimiento, tomando en cuenta que ese impacto tuvo muchos detractores. En fin, la influencia del pensamiento de Darwin debe su llegada a la psicología y otras ciencias afines gracias a *The Expression of the Emotions in Man and Animals* (*La expresión de las emociones en el hombre y los animales*). Se puede ver tal influencia en la psicología evolucionista, siendo muy posiblemente la base del estudio del comportamiento animal o lo que sería actualmente la psicología comparada.

Puede que muchos científicos valoren este método como algo «empírico»; sin embargo, no deja de ser real. Metiéndome en aguas algo más profundas, podría valorar que de alguna forma la realidad puede ser cambiada, que es un punto de vista cuántico o metafísico. No hablo de lo tangible, hablo de lo que no se ve a simple vista.

A ese nivel, suceden cantidades de cosas que pueden ser extrañas. Hoy día, hay gran cantidad de científicos estudiando y poniendo en práctica lo que hasta ahora solo se ha brindado como algo teórico, pero ya hay grupos de investigadores afirmando que a nivel cuántico no existen los «hechos objetivos» y que la realidad depende de quien la mire.

> *Nada es verdad ni es mentira,*
> *todo depende del cristal con que se mira.*
> William Shakespeare

¿Qué tiene que ver esta teoría del observador con los animales, la conducta y la psicología comparada? Pues que todo va a depender del ojo del observador. Cada uno tiene una realidad, cada uno verá y se enfocará en lo que considere importante. Que, según mi criterio y mi realidad, TODOS SOMOS UNO. Que debemos explorar más y aceptar que hay cosas que van más allá de lo que se ve y que falta muchísimo más por descubrir.

Ahora bien, se puede entender que en la teoría cuántica no hay hechos objetivos, lo que quiere decir que es muy posible que un mismo hecho no se vea de la misma manera para dos observadores. Aquí hago un inciso, ya que en la clínica veterinaria o en la medicina en general siempre es bueno hacer la consulta o referencia a algún colega; es parte del trabajo en equipo. No es solo saber por la experiencia, es valorar los diferentes puntos de vista ante un caso.

En la «ciencia», mi estimado lector, una de las cosas importantes es que los hechos sean iguales para todos. Teniendo en cuenta lo anterior, pasa mucho para los que trabajamos con las terapias naturales, incluso para los que trabajan con el comportamiento animal y, ¡sí!, humanos también. Se aprecian cosas diferentes para cada paciente y/o individuo, así tengan lo mismo. Cosas sin «explicación» o que todavía no la tienen.

Te invito a que observes a tu amigo de cuatro patas, incluso a observarte tú mismo. Las acciones, el comportamiento ante algo, lo que piensas, lo que dices, lo que sientes. Sin juicios o cuestionamientos, sin castigos o expectativas de lo que es bueno o malo; solo observa y obsérvate. Este ejercicio no solo te ayudará a afinar y a entender las actitudes y aptitudes de tu compañero, no de tu pareja, hablo del animal. Bueno, al fin y al cabo todos somos animales, pero hablo de ese ángel de cuatro patas que nos enseña a ser mejores.

Todos somos lo mismo. La verdad es que tenemos casi las mismas conductas. Debemos aceptar lo que somos, quienes somos… Todo es una proyección.

La observación te puede llevar a buscar el entendimiento de muchos comportamientos que el intelecto puede ver como irracionales. Esta técnica te va a brindar, al hacerla de forma consciente, adquirir conocimientos, incluso estudiar algún problema. Una cosa es ver y otra es observar.

La Dra. Jane Goodall comentó en una entrevista que cuando era una niña tenía un perro y que de él aprendió, gracias a la observación, que los animales tienen sentimientos y personalidad.

Todavía quedan muchas cosas en el mundo por las que merece la pena luchar. Muchas cosas bellas, mucha gente maravillosa luchando por revertir el daño causado, por ayudar a aliviar el sufrimiento. Y muchísima gente joven dedicada a hacer de este un mundo mejor. Todos están «conspirando» para inspirarnos y darnos la esperanza de que aún no es demasiado tarde para cambiar las cosas, siempre y cuando cada uno hagamos nuestra parte.
Dra. Jane Goodall

10. Más que una amistad

La amistad es un alma que habita en dos cuerpos,
un corazón que habita en dos almas.
Aristóteles

No creo en casualidades. ¿Un cliché? Sí, es posible, pero creo en las causalidades.

En mi libro *Más allá de lo que ves*, hablo más a fondo sobre las energías, la ley de la resonancia o atracción y la ley de causa-efecto. Es un tema que me apasiona aparte de los animales y la naturaleza; a fin de cuentas, todo es parte de lo natural. Somos energía, átomos, moléculas, organelas células, órganos, organismos. Somos materia.

La amistad es algo mágico, pura vibra, pura atracción, o así lo veo yo. ¿Qué piensas tú? Una verdadera amistad es pureza, complicidad, entrega, lealtad y, sobre todo, aceptación de que cada uno es como es. No hay nada que cambiar, solo fluir con un buen amigo o una buena amiga.

Los animales son maestros de la amistad. Te aceptan sin ningún prejuicio. Los animales que tuve en mi infancia y adolescencia —créeme que fueron muchos— me enseñaron una lealtad invaluable. Llegamos a tener muchas especies, animales silvestres y/o exóticos, aunque no estoy de acuerdo con la tenencia de estos animales en casa. Mi mentor, mi padre de crianza, Felipe, fue un veterinario ejemplar y mi tío Carlos le siguió sus pasos sin perder la pisada. Ellos son unos veterinarios maravillosos llenos de bondades, cariño, estudios y especialidades. Una de ellas es la fauna silvestre.

En casa rescatamos animales que llegaban de contrabando o que se encontraban atrapados, sin importar la especie; todos los animales son importantes. Entre los que llegaron había un gavilán pollero o gavilán caminero *(Buteo magnirostris)*, que es un ave de presa. Gris, mirada penetrante, garras afiladas. Un animal desafiante en el alma y, a su vez, débil por estar malhe-rido e indefenso. Recuerdo que lo llevaron en mal estado, con las alas rotas, literalmente, y el pico fracturado. No tenía muchas probabilidades de sobrevivir en cautiverio y sería alimento para otros animales si se quedaba en su vida natural; era un riesgo por partida doble. Pero es mejor darlo todo por ayudar que esperar a que pase algo sin hacer nada… Es lo que creo.

Mi padre decidió ayudar y junto a mi madre, una mujer apasionada y enamorada de los animales, tomaron cartas en el asunto. Yo era un niño con otro tema para hablar: ahora tenía un gavilán en la casa. Acomodamos una jaula *king size*. Él se llamaba Fendi, mi mamá le puso ese nombre. Yo solo le decía «amigo».

La jaula quedaba en la parte de afuera de la casa, como un porche. Mi casa en ese entonces era de cartón y madera, literalmente. Recuerdo correr por toda la casa cuando llovía y poner ollas por las goteras. Sin embargo, tenía un gran terreno. Era una casa vieja de playa prefabricada, llena de historias, animales y termitas.

Fendi no se movía. Se le hizo un nido lo más acogedor posible. Lo alimentamos de forma natural con el alimento más cercano a su dieta natural, pero con jeringas por su debilidad, junto a su tratamiento.

Un día, en una mañana escuché un murmullo. Mi papá, Felipe, estaba hablando con Fendi y le decía: «Te vas a recuperar. Ese día, me lo haces saber para liberarte…».

No entendía cómo él, mi papá, Felipe, hablaba con un ave. Lo hacía de forma consciente, entablando una charla. Todo el mundo les habla a los animales y pone la voz aguda, chiquita, fina. No entendía eso de hablar normal como un niño, sin embargo lo aceptaba. ¡Ah!, y lo emulaba de forma inconsciente.

> *Los hijos aprenden poco de las palabras; solo sirven tus actos*
> *y la coherencia de estos con las palabras.*
> Joan Manuel Serrat

Luego entendí lo que es el poder de las palabras, la resonancia, las vibras. También entendí por qué mi mamá le puso de nombre Fendi. Puros mensajes subliminales: Fendi es una tienda de accesorios, lo descubrí hace poco.

Una y otra vez mi papá le decía: «Te vas a recuperar. Ese día, me lo haces saber para liberarte...», y yo pues lo reforzaba. A mi «vecino» Fendi lo escuchaba todas las noches, junto a mi montón de animales. Un concierto con todas las de la ley había en mi casa a diario.

Pasaron los días. Cuidados, tratamiento, alimento, cariño y fe acompañaron a Fendi por un largo tiempo. Poco a poco vi su recuperación ante la duda de si podría recuperar su libertad. Mi papá, Felipe, lo acompañaba con su frase: «Te vas a recuperar. Ese día, me lo haces saber para liberarte», y yo continuaba el mantra. El día menos pensado, llegaría yo del colegio y se habría ido; no era tan descabellado.

Un día llegué del colegio y fui a verlo. Movía las alas con mucho ánimo, parecía que fabricaría un huracán. Tenía fuerza y una mirada de libertad. A estas alturas del campeonato, Fendi se dejaba acariciar por mi viejo y por mí, pero mantenía su espíritu salvaje. Seguimos con el mantra: «Sé qué te vas a recuperar. Ese día, me lo haces saber para liberarte».

Al día siguiente, en la mañana, antes de irme al colegio y mi papá al trabajo, pasamos a ver y darle de comer a Fendi. Al abrir la jaula, de forma repentina y fugaz, Fendi se arrojó hacia la puerta, se apoyó con sus garras al abdomen de mi viejo y de un impulso voló. Una acción digna de superhéroes. Fendi se recuperó, ese día nos lo hizo saber y se liberó.

Fue una sensación entre emoción por su libertad y tristeza por ese vacío que dejó. Pero la historia no quedó ahí...

Pasaron los días. Una noche escuché un chillido en la ventana de mi cuarto. Yo era pequeño y me asustaba por las historias de terror que me contaban, y veía y sentía cosas, así que me asustaba más. Pero ese chillido ya lo había escuchado, era familiar.

Mi cuarto daba hacia una parte del patio en donde estaban los animales y la jaula. Había un árbol de mango que daba unos frutos espectaculares. Una rama del frondoso y abundante árbol daba a mi ventana. Fendi estaba posado en ella.

Durante años él vivió allí. Era libre, pero tenía su hogar. Cuando trepaba a buscar mangos, veía su nido y los restos de alimentos cazados por él y de una ayudita que le daba yo.

Ese día descubrí mi mantra inconsciente, el que hoy hago con mis pacientes. Fe y tratamiento, es un «Te vas a recuperar. Ese día, me lo haces saber para liberarte». El amor no apresa, el amor libera.

¡Ah, se me olvidaba algo! Al tiempo nos mudamos de casa. No sabía qué hacer con Fendi. Él apareció en mi otra casa y, sí, justo en la ventana de mi cuarto.

> *El hombre es libre en el momento en que desea serlo.*
> Voltaire

La libertad es lo más apreciado que se puede tener en todas las especies. Por capricho, las personas buscan obtener animales que no están diseñados para el cautiverio y los retienen, enjaulan o apresan de alguna forma. Lo que jamás se atrapará será el alma.

En condiciones de ayudar, se puede buscar la forma de colaborar con el animal, sin ánimos de retención, solo por alguna condición que suponga la muerte inevitable. De esa manera, lo podrás tener como un compañero hasta el final de sus días.

El tráfico de animales silvestres es elevado, lastima la ecología y biodiversidad, y da lugar a que haya animales en peligro de extinción o que ya están extintos. Todo por un ego, por el capricho de tener un animal diferente. Lo que pasan estos animales es desgarrador. Recuerda: todos nacimos para ser libres.

A mayor demanda, mayor es la oferta. Si compras animales, los van a vender, buscarán más y así es el ciclo. Como veterinario ves cosas horribles con el abuso de las especies. ¿Cómo te sentirías tú si estuvieses en su lugar?

> *Estoy a favor del derecho de los animales, al igual que del derecho*
> *de los humanos. Ese es el camino de un ser humano completo.*
> Abraham Lincoln

Los animales nos enseñan a vivir de una forma completa. En capítulos venideros les hablaré más sobre ese tema y la energía. Por ahora sigamos con la amistad.

Los mejores amigos, así les dicen a los perros; sin embargo, los gatos no se quedan atrás. ¡Ah!, las aves, los caballos y los peces también van por el mismo camino. Y es que todo ser que te acepte como eres es tu amigo. La mayoría de los tutores hablan maravillas de sus animales, sus amigos. «Solo le hace falta que hable», comentan siempre. Hablaremos de eso muy pronto.

Quizás algunas personas no saben cómo mantener ciertas cosas, como el cuidado preventivo, o sean algo descuidadas y estén en pro de la independencia animal, o sea, tener un animal que se peine, se bañe, se prepare su alimento, no ladre o maúlle, no defeque, tenga cero enfermedades, no joda; vamos, un peluche. No las juzgo, es posiblemente que sufran una falta de asesoría o simplemente les dé flojera. No lo sé. Lo que sí sé es que todos los que estamos en el área veterinaria o afines es para servir, ayudar y asesorar.

Un amigo sabe todas tus caras y olores. Conoce lo mejor y lo peor que hay en ti. Siente tu energía. Sabe quién eres y de lo que eres capaz. Así son los animales, maestros del SER.

En una ocasión, en Caracas, año 2015 aproximadamente, atendí a una señora mayor. Era una mujer maravillosa, llena de anécdotas, amena, tan alegre como arrugas tenía en su rostro lleno de sabiduría. Amalia era su nombre. Una *pinscher* miniatura de color negro y marrón y un gato amarillo atigrado eran sus fieles amigos. Mi papá, Felipe, los atendía desde que eran unos cachorros recién nacidos. Creo que hasta atendió el parto cuando nació Princesa, la *pinscher*. El gato había sido rescatado, pues era un ladrón de basura por hambre que se encontró en la esquina de su casa. La señora contaba con gran alegría que ya no solo robaba en la basura, también robó su corazón.

La cosa es que la señora Amalia no solo era amable, tenía una terquedad suprema. Ella no dejaba que nadie tocara sus animales, solo mi viejo, mi tío y no le quedó de otra que yo. Mujer con carácter. A todo le decía que no, aunque al final no le quedaba de otra que aceptar lo dicho, pero no hacía caso.

Ella era como Emma Webster, la abuelita de los *Looney Tunes*. Tenía animales que se llevaban bien entre especies. Había hasta un canario. Este último no llegó muy lejos, su «Silvestre», su gato Kit, logró atraparlo. Pero fue sin querer y no se lo comió. Haciendo travesuras tiró la jaula, eso contaba ella. Siempre iba por lo mismo con cada uno, casi lo hacía hasta con el canario: problemas metabólicos. Lo sabías o lo suponías, ¿verdad?

Un día fue a consulta, pero no fue solo de rutina. Princesa tenía problemas cardíacos, aparte de obesidad. Había que entrar a quirófano, ya que presentaba una infección en el útero (piómetra). Ella debía pesar 3,5 kg aproximadamente, pero pesaba 9 kg. Kit era como Garfield, ni se movía. Solo lo llevó para no dejarlo solo en casa y aprovechar para hacerle sus exámenes. Sí, también estaba obeso. Valores normales, grasa para regalar.

Se llamó al equipo médico. Entrada a quirófano. Siempre se sabe la hora a la que se entra, pero no la hora de salida. La señora Amalia no aguantaba su angustia, sabía que podía pasar de todo. Princesa tenía catorce años y su edad, su corazón y sus kilitos complicaron la situación. La señora Amalia tenía sentimiento de culpa. Siempre se le dijo que podría pasar todo eso si seguía sin escuchar las sugerencias que se le daba, cosa que su terquedad y consentimiento de abuelita pasaban por alto.

Salimos de quirófano todo el equipo: cirujano principal, segundo cirujano, anestesiólogo y auxiliares. Yo iba con Princesa en brazos. La llevaba a la sala de recuperación, pues había sido una cirugía de rutina con complicaciones.

Pasé cerca de la señora Amalia. Ella tenía los ojos llorosos. Quizás sentía una mezcla de preocupación con culpa y un toque de miedo más apego. Me vio pasar y la miré con complicidad y asentando con la cabeza que todo estaba bien. Mi tío habló con ella y le notificó lo sucedido en cirugía.

Princesa estaba mejorando en la sala de recuperación. Quedó hospitalizada dos días más, solo para observar su condición, ya que estaba grave.

En ese año no vi más a la señora Amalia, y mucho menos a Princesa y a Kit. Yo salí de mi país en busca de algo mejor y supe de la señora Amalia por uno de sus familiares vía WhatsApp; seguíamos en contacto y a distancia le daba asistencia.

Princesa transmutó (se transformó), me gusta más que decir «murió», en el año 2017; cumplía dieciséis años. Kit seguía vivo con quince años aguantando… No supe más de ellos. Lo que sí sabía es que ellos tres y el canario, que duró poco, fueron unos amigos formidables. Se aceptaban tal como eran y vivieron felices, que es lo más importante.

Ella siempre me decía que Princesa fue la perra de su vida.

11. Poder hormonal. ¿Celos? ¿Dominio?

Verano de 2014. Llega a consulta Paco, un caniche simpático pero mordedor. No podía ver una pierna o un cojín sin azotarlo con furia. ¿Su fetiche? No, eso de darle con todo era para liberar esa carga de testosterona que rondaba por su cuerpo. Luego se amargaba otra vez. «Es celoso con otras personas, animales y su cojín», comentó Pepe, su tutor.

Pepe era un señor tosco pero simpático. Blanco de cabello negro y bigotes. Hablaba una mezcla entre portugués y castellano, pero sobre todo portugués. Tenía como ocho gatos y cinco perros, todos rescatados. Paco era el perro de su hija.

Siempre comentaba que no entendía que ninguno de sus perros o gatos se enfermaran. Paco se llevaba todo. Esta vez no fue por enfermedad, sino por fetichismo. ¡NO!, venía por conducta, celos, dominio, testosterona. Se aprovecha el día para hacer su control semestral.

No es el más fuerte de las especies el que sobrevive, tampoco es el más inteligente el que sobrevive. Es aquel que es más adaptable al cambio.
Charles Darwin

Paco era un perro con exceso de consentimiento, humanizado y sobreprotegido, un perrito de brazos. Le tiraba a morder hasta a sus tutores si no le gustaba algo. Estaba malcriado.

Los seres vivos somos seres de adaptación. Aunque cuesta salir de la zona de confort, lo mejor para todos es salir de ese círculo. Para ser honesto, a mí me gusta salir de esa zona y se lo recomiendo a todos los que puedan. El hecho es que un animal o humano que se quede en ese círculo vicioso tendrá el grillete de su vida.

En un animal no se trata de celos, es un protector de recursos. Siente que le quitan su sustento y eso es algo que nada ni nadie quiere ceder. Imagina que intentan quitarte algún recurso… Ahora bien, eso es más dado por la crianza, la conducta.

Revisamos a Paco. Hablamos con etólogos (especialistas en conducta animal, psicólogos de animales), que sugerían modificación de conducta y castración. Pepe comentó que no quería nada de eso. Decía que masturbando al perro se le calmaba su temperamento.

Estos temas son largos y extraños. Y ¡sí!, te llevan a los animales a la veterinaria para masturbarlos, pero con fines reproductivos, no por dar placer o desahogo, algo así como un ritual antiestrés por si acaso. Se hace para las montas por inseminación artificial. El detalle es que el médico veterinario o los auxiliares deben hacer el trabajo para la recolección y estudio del material seminal antes de la inseminación.

¿Sabes lo que es eso? Eso ni de broma pasa con los humanos. O bueno, sí, en algunos lugares nocturnos. ¿Te imaginas algo así?:

—Ya vengo —dice Mariano, saliendo de la casa con rapidez.

—¿Para dónde vas? —contesta inmediatamente Julia, su pareja.

—Voy a llevar a Roberto, mi hermano, a la clínica un momento.

—¿Y eso para qué? —pregunta con voz de asombro Julia.

—Para que le masturben, porque es muy gruñón. Me llamó Carmen, su esposa, preocupada. Necesita nuestra ayuda. Me dice que Roberto está muy celoso y no lo quiere castrar, para que se relaje un poco.

¡De verdad! Estimado lector, en la clínica veterinaria puede pasar, se ve y escucha de todo…

Soy de los que creen que somos una maravilla de la creación, y no me refiero solo a humanos, sino a todo lo que existe: animales, plantas, etc. Todo es armonía y perfección. Dentro de ese equilibrio, están los complejos celulares, los órganos que forman el cuerpo. Cada uno tiene una función importante en el cuerpo, aunque creas que es algo absurdo o poco funcional a tus ojos. Está allí por algo, para ser usado. Si este órgano no se usa, se atrofia y puede llegar a tener complicaciones.

Continuando con las preguntas y el control de Paco:

—Doctor, Paco se orina en todos lados —continuó el señor Pepe hablando cosas de Paco, ya sin mencionar temas sobre si le buscábamos unas revistas de perritas a su amigo.

Comentó el señor Pepe contestando a las preguntas que le hacíamos:

—Bueno, la marca de territorio es normal de los animales, es parte de hacerse notar, como su marca personal. Pero de ahí a querer preñar a todo lo que se mueva o no, tipo cojines, ya es otra cosa. En la naturaleza tiene que buscar sobrevivir, debe prevalecer su gen. Y bueno, sí, es normal —explicaba un poco y de manera amena qué pasa en la naturaleza con el cortejo y los temas reproductivos.

—OK, señor Pepe, cuénteme más. Dígame qué le ha visto.

Mientras el señor iba hablando, yo revisaba a su amigo, con bozal y cinturón de castidad.

—Doctor, de verdad, ¿es posible que masturben al perro y ayudar así a bajar su nivel de testosterona o buscarle una perrita? —comentó el señor Pepe de forma seria, queriendo ayudar a su perrito.

—Claro que sí, no solo masturbar a perros, esto también es una casa de citas para animales —le contesté, mientras el señor seguía valorando todo para no castrar a su perro.

Tras la consulta, exámenes pertinentes y asesorías con especialistas, se observaron algunos valores alterados con un detalle ecográfico. Resultó tener una prostatitis aparte de un quiste en uno de sus testículos. Se procedió a rellenar los documentos de consentimiento para realizar el acto quirúrgico (castración) de Paco.

El perro salió bien de quirófano y después de su recuperación fue asistido por un especialista en conducta. Le bajó nivel a su carácter, aunque siguió siendo un malcriado, pero con calidad de vida.

Otra vez con el tema, señor Pepe: lo mejor es castrar y hacer ejercicios de modificación de conducta si hacen falta después de la cirugía. ¡Casas de citas para animales!, ¿va en serio?

> *No olvidemos que los animales existen por su propia razón;*
> *no fueron hechos para complacer a los humanos.*
> Alice Walker

En los últimos años se ha humanizado a los animales. Creo que nosotros somos los que nos tenemos que animalizar.

Los animales son seres puros, maestros del vivir, seres que enseñan a SER por encima del TENER. Tienen «valores», intuición, instinto. Hay mucho que aprender de esos seres maravillosos.

Hoy en día hay hasta páginas web y aplicaciones de búsqueda de parejas para los animales, casas de citas. No juzgo ni me voy a meter en esos temas. Lo que sí les puedo decir, como profesional, es que muchos buscan criar para fines comerciales, el detalle está en la explotación. No digo que vendas o dejes de vender, que es diferente a explotar salvajemente a un animal. He visto animales que llevan años pariendo dos veces por año sin un mínimo de descanso, animales acabados. Una cosa es la vida silvestre y otra es la manipulación humana.

Otros adoptan con el mismo fin. ¡Sí!, hay personas que adoptan animales con fines reproductivos.

—¿Es posible que me ayudes a adoptar un perrito?

—Sí, claro. Te aviso cuando me entere de alguno.

—Bueno, pero que sea cachorro de pelo largo liso. Si es un *yorkshire* o un maltés, mejor. Aunque si encuentras un *bulldog* francés, me avisas igual, pero no importa que sea algo así.

Cada uno que haga lo que crea. ¿Quieres comprar? Bien. ¿Quieres adoptar? Mejor. La cuestión es no ser parte del problema y este es que no se cuidan bien a los animales. Por supuesto, no hablo de todo el mundo. Hay criadores que aman a sus animales tanto o más que a algún familiar. También hay personas que rescatan animales a granel, sin medida, y los tienen hacinados en un cuarto. Estos últimos creen tener el cielo ganado por «rescatar a los animales de la calle». Una cosa es ayudar con lo que se puede y como se pueda, y otra es ayudar sin tener cómo hacerlo. Muchas veces lo paga el animal. Sí, a veces el animal está mejor en la calle, con todos sus riesgos.

Puede sonar mal, pero eso se ve en las clínicas, consultorios y hospitales veterinarios. Se ven animales que provocan llorar de impotencia por lo descuidados que están. No hay que generalizar, pero hay muchas personas así. Otros le pasan la responsabilidad al veterinario y dicen, entre otras cosas, que para eso estudió uno… Viene la crucifixión al gremio —habla-ré de eso más adelante—. Eso también pasa con los que explotan a los animales. No todas las personas son así y la verdad es que, gracias a Dios, son pocas.

Los extremos son perturbadores y desequilibrantes. También pienso en la dualidad de la vida. Hay que aprender y siempre dar lo mejor. Creo que es mejor tener solo un animal bien rescatado, bien cuidado. Todo depende de las posibilidades de tiempo, recursos económicos y emocionales de cada uno antes de tomar la decisión de tener un ser vivo bajo tu responsabilidad. Si con uno es así, imagínate con dos, tres, cuatro o hasta veinte animales, o más.

Yo no estoy aquí para emitir juicios. Este es un libro de anécdotas, un punto de vista de una persona normal, así como lo eres tú. Pero decidí formarme en una profesión tan maravillosa como es la veterinaria y contar parte de lo que se vive tras bastidores.

El problema es el abandono de estos animales por falta de recursos o cuidados. También por falta de asesoría. Es responsabilidad por ambos lados: tutor-veterinario, veterinario-tutor. No es cuestión de culpas, es responsabilidad.

Hace un tiempo llegó a consulta Canela, una pastora alemana hermosa, dócil y con andar refinado. Tenía seis meses en ese entonces. Carlos y Fernanda eran sus tutores, una pareja elocuente y alegre.

—Buenas tardes. Bienvenidos —los saludé mientras recibía a Canela.

Ella jugaba con andar agachada y haciendo movimientos de cola inquieta, a punto de voltearse para rascarle el vientre. Me agaché para jugar con ella. Mientras, les pregunté a los chicos el motivo de la consulta.

—Queremos que la revise y verificar qué le hace falta. ¿Cómo está ella? Queremos sacarle aunque sea una camada, quedarnos con una cría.

Son muy frecuentes estos temas y preguntas de las personas que tienen animalitos de raza u otras especies, y también hacen preguntas los que adoptan o rescatan animales. Quieren saber si están enteros, es decir, si tienen el aparato reproductor intacto. En fin, casi todos hacen las mismas preguntas.

Se le hizo la anamnesis y se procedió a revisar su control de vacunas y desparasitación, así como hacerle exámenes de sangre y coprológico (de heces). Los exámenes son importantes, y más cuando están llegando pacientes nuevos. Estos estudios permiten ver cómo están los pacientes por dentro, lo que no está a simple vista, lo que hay más allá de lo que ves.

Les conté a Carlos y Fernanda que Canela estaba genial. Tenía sus parámetros normales y sus planes de vacunación y desparasitación estaban bien. Después de esto, les di una explicación de la alimentación: tipo, cuántas veces al día, ejercicios… Les expliqué todo lo que ocurre en una consulta. Lo mejor es siempre aclarar las dudas y si uno no sabe algo, lo mejor es derivar y decir «no sé» con la humildad de un humano que no sabe todo. Luego habrá que aprender y estudiar más.

Les hablé de todo, incluyendo la reproducción animal, enfermedades, etc. Todo lo que se pudiera explicar del tema sin dar una clase tediosa o universitaria, algo simple. Sin embargo, siempre hago énfasis en la esterilización (quitar ovarios y útero) o castración (quitar los testículos), en el caso de los machos, pues previene que en algún momento la perrita pueda presentar una piómetra (infección en el útero), ovarios poliquísticos, pseudociesis o embarazo psicológico, mastitis, entre otras cosas. Esto es en el caso de las hembras.

No es por exagerar, es el día a día en las clínicas veterinarias, sin tocar temas de urgencias, que lo veremos en capítulos posteriores.

Ellos, una pareja joven, alegre y a la que se le notaba que quería a su nueva amiga, deciden que no la quieren operar, que no quieren poner en riesgo por anestesia a su perrita. Sin problemas, se termina de hacer todo.

Cada seis meses, Canela iba a la clínica a realizar sus chequeos. Me pedían que les buscara un novio. Se podrán imaginar ya a estas alturas del libro mi cara o alguna respuesta. Todos los tutores de mis pacientes ya me conocen, así que no hay problema.

Pasaron más de siete años. Un día, Canela entró de emergencias al pabellón de cirugía. Tenía una piómetra que pesó más de 1,5 kg (lo normal son 80 gramos aproximadamente y varía entre razas y especies), aparte de quistes mamarios que podrían llegar a peor.

La perra salió de quirófano estable y presenta hoy en día una excelente calidad de vida, a pesar de que ya es una bella abuela.

Por cierto, le sacaron crías. Fue solo una camada, pero de nueve cachorros. Dos de ellos los devolvieron, los demás no saben dónde están. Carlos y Fernanda no sabían qué hacer con tantos cachorros, sobre todo por los gastos. Vendieron unos, regalaron otros. Esa vez no pidieron ayuda para «buscarle novio» a Canela, sino para encontrar casa a sus cachorros. Con eso y todo, la bella Canela es la perra de su vida, entre otros animales…

Yo todavía no estaba en la universidad. Trabajaba en la clínica de mi tío asistiendo a él y a mi papá como auxiliar (enfermero) veterinario. En una ocasión, lo llamaron para revisar a un «pequeño gatito» que tenía un leve problema.

Recuerdo que mi tío me dijo con su voz gruesa y amena: «Friende ['amigo' en inglés, pero con la *e* para ser diferente; le gustaba llamarme así y a veces «sobrino», cuando le molestaban mis dos nombres], baja y recoge lo que puedas del depósito. Hay que tener listo todo, traen al gatito».

«¿Qué? Limpiar y arreglar rápido todo un depósito por un gatito… ¿Y las salas de consulta?», me preguntaba mientras hacía mi tarea. Yo, cual soldado raso, obedecí el mandado de mi tío. Dejé impecable el depósito justo a tiempo.

Llegó una camioneta *pick up* con algo atrás que remolcaba y que estaba tapado con una gran lona. Se detuvo el tráfico de la zona y la camioneta estacionó como pudo. Soltaron el remolque cubierto con una lona. Unos señores muy amables se pusieron a hablar con mi tío entre risas. Eran conocidos, yo los había visto en algún momento. Claro, eran los del circo, que me saludaron con mucho cariño.

Debo puntualizar que no me gustan los circos por el uso que hacen de los animales. Pero hay que ayudar a esos animales de alguna manera, así sea colaborando con su salud, pues ellos no tienen la culpa.

Entre todos metimos la carreta grande y tapada con la lona. Todavía no sabía qué había, hasta que la agarré por un lugar y me di cuenta de que era una jaula. Escuché a mi tío, siempre guiándome y cuidándome, que me dijo: «¡Por ahí no!». Diciendo él eso, escuché un bramido. No sabía qué sentía: nervios, susto, emoción. Y lo vi por un espacio que había en la lona: un tigre de bengala blanco.

Guardamos la jaula y se retiró la lona. Una bestia majestuosa de 200 kg o más, aproximadamente, blanco como la nieve con líneas entre negras y marrones marcadas a la perfección. Tenía una mirada penetrante. Luego se escuchó un rugir que puso de los nervios a las personas y animales que entraban a la clínica.

Él —lo llamaremos Bengal para el libro— tenía un problema en los testículos. Y no, no era para masturbarlo y extraer muestras para inseminación artificial. Tenía un tejido neoplásico (masa anormal). Había que tomar una muestra para biopsia, pero al final se decidió castrarle.

Mi tío Carlos, un tipo increíble, un genio de la administración de clínica, traumatólogo veterinario y especialista en ani-males silvestres y/o exóticos —una de sus pasiones—, me dejó la responsabilidad de atenderlo, limpiarlo y alimentarlo, además de, una vez castrado, intentar hacerle las curas; claro, a distancia.

Era un animal espléndido, fuerte, dominante. El tema era limpiarlo y darle de comer. Yo me sentaba a verlo durante horas y hasta hablaba con él. Hacía todo corriendo en la clínica para bajar, poner una silla y verlo. Lo de las curas era otro nivel.

Llegó un momento en que lo acariciaba, él se dejaba. Ya podíamos decir que jugábamos un poco, aunque no con pelotas. Yo me escondía y él entre los barrotes me buscaba. Se ponía patas arriba para que le frotara el pecho y la barriga, le masajeaba las patas y llegó a lamerme la cara; ¡alguien tenía que hacerlo!, él estaba muy cariñoso. El tigre ya me pasaba la lengua por la cara y me dejaba acariciarlo, entre rejas, claro. Lo que no me quedó claro fue si realmente me quería de amor o pretendía comerse al tipo que ayudó a quitarle el orgullo con un «me la vas a pagar».

En ese entonces no vivía en la clínica; eso lo hice después de graduarme. Iba todos los días muy temprano en autobús a trabajar. Lo interesante eran los rugidos que hacía Bengal cuando sentía que iba llegando, pues llegaba su comida; no yo, su pollo.

En fin, los animales en cautiverio también pueden tener problemas hormonales. Entré en la universidad y no lo vi más, pero seguí ayudando a mi tío con los animales silvestres y/o exóticos, aunque no fue mi especialidad.

12. Rutinas, conducta, evolución

Todo ser humano aspira a tener salud y bienestar.
Fundamentalmente, la verdadera salud significa estar
en sintonía con la naturaleza, tanto interna como externa.
Sadhguru

La conducta estereotipada o estereotipias son indicadores que marcan la ausencia del bienestar ambiental. En animales de zoológico se ve bien como ejemplo. Son los animales que hacen una misma rutina, un mismo desplazamiento. Los ves andando de un lado al otro; eso lo hacen por aburrimiento o estrés, en este caso es distrés total. También pueden hacer movimientos repetitivos con la lengua o morder repetidamente un determinado objeto, incluso llegan a lacerarse (herirse).

El bienestar o el sentirte bien es tu prioridad y es el equilibrio entre tu interior y el exterior. Eso es una prioridad en todas las especies, aun cuando se toque el tema de animales salvajes y su entorno «hostil», como dicen cuando hablo sobre este tema. Sí, es «hostil» en ciertos momentos, los animales deben estar alerta, ya que pueden ser cazados y deben buscar alimento. Pero recuerda que son solo momentos claves.

¿Cómo te sentiste en el confinamiento por la pandemia?, tomando en cuenta que tenías casi todos los recursos. Muchos comentarios que escuché fueron: «Estoy harto del encierro», «me vuelvo loco o loca del aburrimiento», «hasta cuándo el encierro», etc. Imagina lo que sienten esos animales que no tienen ni una televisión para ver *El chavo del 8*.

En los animales se pueden valorar indicadores del ambiente que es propio del animal o la especie. Básicamente, el primero trata sobre las instalaciones: tamaño, diseño, tipo de alimento y calidad del mismo, recurso hídrico o temperatura, entre otros; el segundo es el propio del individuo, que es el registro que hace un especialista, el veterinario, y pueden ser los parámetros fisiológicos y físicos o el comportamiento, entre otros.

¿Por qué este tema es importante para ti? Primero porque somos animales de rutinas y mi recomendación es que salgas de la zona de confort. Lo otro es que, posiblemente, si lees este libro es porque tienes animales, quieres tener animales o eres una persona que trabaja con ellos. ¡Bueno!, quizás lo leas por simple curiosidad. De cualquier manera, es importante saber que las rutinas sin enriquecimiento no llevan a nada bueno, o así lo veo yo.

> *La rutina no está tanto en las cosas como en nuestra incapacidad*
> *para crear a cada momento un vínculo original con ellas, en nuestra*
> *tendencia a leerlas por la falsilla de lo rutinario, de lo ya aprendido.*
> *Hay que seguir dejando siempre abierta la puerta al cuarto de jugar.*
> Carmen Martín Gaite

No soy un profesional en psicología y mi especialidad no es la etología, aunque me gusta leer mucho sobre los dos temas. Sin embargo, en la clínica diaria y unido a grandes cole-gas especialistas en diferentes áreas, aprendes un montón, y más cuando a tu paciente lo traen en un carrito para bebés porque «le da flojera andar» o «para que no se ensucien sus patitas». Sí, me refiero a un perrito. Quizás si presenta alguna condición física o tiene algo que amerite el uso de un instrumento de apoyo, le ayude, pero para el andar normal no es algo bueno para el animal. Más que humanizar a los animales, deberíamos animalizarnos nosotros.

¿Los quieres tratar como hijos, bebés? La sobreprotección no es buena para nada ni nadie, trae problemas. Un animal es un maestro de vida y un superamigo, un ser mágico, maravilloso. Podría estar escribiendo o hablando durante horas de todas las bondades que puedo ver y sentir en los animales. Tú también lo harías, lo sé. Pero hacer ciertas cosas pueden empeorar su conducta, incluso cuando crees que lo ayudas, y le traerías problemas, y al veterinario que lo atienda, también.

Es frecuente ver en la clínica animales supermalcriados; no son agresivos, están malcriados. No los sujeta ni el tutor porque le da miedo de que le muerda. Imagina si fuera tu hijo, ¿le tendrías miedo a tu hijo? O sea, algo así:

—Federico, ve a limpiar tu cuarto.

—¿Qué co… te pasa, mamá? No voy a limpiar una mier…

Y bum, te lanza un manotazo.

Pasa en la vida real. Quizás el respeto es para y en todas las especies. No hablo de golpes o dañar físicamente a alguien o algo. Hablo del carácter, del respeto. Si tienes un animal, no puedes tenerle miedo porque te va a morder. Si lo hace porque le duele algo, es un reflejo, es decir, no lo hace por malcriadez, sino por temor.

En una ocasión, me trajeron un *poodle*. Blanquito era su nombre y su color. Tenía siete años. Era un perro hipercon-sentido, hiperapegado, hiperjodido… No dejaba ni entrar al cuarto al esposo de la señora, ¡de verdad!

—Es mi bebé. Me cuida mucho, me ama —comentaba ella con gracia, mientras tenía al perrito en un coche de bebés.

Al señor no le hacía tanta gracia como a ella.

Teníamos que hacerle una consulta de rutina. Simplemente, medicina preventiva. Yo ya lo había tratado antes y habíamos hablado sobre el tema, hasta se sugirió ser tratado con etólogos y entrenadores de confianza, cosa a la que hicieron caso omiso.

Blanquito pasó a ser «oscurito». Dientes iban y venían. La señora lo único que decía con risa nerviosa era: «Él es así, es así…». No, no es así, es crianza. Todos los seres son una expresión de cómo se crían. El SER es la pureza y todos somos así, puros; pero la CRIANZA es un patrón, la RUTINA es lo que hace ser —en su actualidad—, cambiando su estado de pureza. No hay gente mala, se cría así, se hacen malas. No hay animal malo, se cría así. Espero haberme explicado bien…

Hay amplificadores. Tienes que ver cómo o qué estás amplificando en tu tutorado o qué te amplifica a ti. Blanquito pasaba de peluche a Chucky en segundos. Mordía a todo lo que se encontraba en su camino sin respeto a la autoridad.

Mientras yo intentaba sujetarlo, la señora, cual *cheerleader* nerviosa, me decía que no agarrara fuerte a Freddy Krueger en miniatura, digo a Blanquito. El señor nos veía como unos aficionados al boxeo. Tensión en la consulta. Yo acabé mordido en una mano y la señora con el perro en brazos sollozando y hablándole chiquito: «Todo va a estar bien».

A la mayoría de las personas a las que les dices o sugieres que su «bebé» necesita ayuda, les entra por un oído y les sale por el otro. Después te dicen que no entienden lo que pasa o que le tienen miedo al animalito y al final lo van a tener que regalar. Créeme, eso de «ya no sé qué hacer con él» es más frecuente de lo que imaginas.

Nadie quiere un animal peligroso por malcriado. Lo paga todo el pobre animal. No se trata de quién tiene razón, es la experiencia a nivel personal y profesional, aparte de que se trata del bienestar tanto animal como humano.

Pasan cosas frecuentes en la clínica, como, por ejemplo, que hasta el tutor te busca lastimar verbalmente o quiere atacarte por los medios, ahora redes sociales. Una cosa es ser médico veterinario y otra ser domador de bestias. Uno sabe técnicas de sujeción de animales, pero tampoco se trata de convertir una clínica veterinaria en un *ring* de Ultimate Fighting, un coliseo romano de luchas entre hombre y bestias.

Nos pasan muchas cosas a los médicos veterinarios. Ojo, pero eso ocurre en todos los niveles o áreas. Si escucharas los cuentos de los que trabajan en el campo con grandes animales… No te imaginas lo anecdótica que puede ser esta profesión.

Hace un tiempo me llevaron un fila brasilero; era la primera vez que lo atendía. Es una raza espectacular. En mi infancia tuve unos maestros de esa raza dócil y protectora, amorosa como todos, pero esta vez trajeron a Cerbero. No venía por dolor, ese perro estaba como poseído… Era un perro dominante, un alfa sin control y consentido al máximo. Un ejemplar de 80 kg, sin bozal, sin collar, sin autoridad.

Rocky era su nombre y estaba en el maletero de una camioneta. El señor que lo llevaba me dijo:

—Ahí le traigo al perrito para que lo revise. Bájelo y hágale lo que necesite.

Cuando lo vi, pensé en un exorcismo como primera línea de ataque.

—Bájelo y colóquele el bozal —respondí con tranquilidad y asumiendo que venía un trabajo forzado.

—¿Que yo qué? ¡Bajarlo! No, doctor —respondió el señor Marcos, con ganas de pasar la papa caliente, nervioso.

—¿De quién es el perro? —preguntó otro veterinario que estaba conmigo.

—Mío —respondió el señor Marcos, y continuó—: Pero yo casi no lo toco, es muy bravo ese perro. Solo le pongo comida y a veces le hago cariños. Es un buen perro.

—Ajá, pero necesito que me ayude a sujetarlo.

—Le dije que no. ¿Y si me muerde? Ese es su trabajo. Usted es el que sabe. Yo le pago para eso. Usted resuelva.

Ya yo estaba respirando profundo, no por el paciente, sino por el trato del señor.

—Señor, mi trabajo es colaborar lo mejor que pueda con la calidad de vida de su perrito. No es pelear con animales. Si usted, que es quien lo cuida, teme ser mordido, ¿a nosotros qué cree que va a hacernos? ¿Para qué lo trae?

Fui a buscar una vara lazo (ahorcador) para poder afirmarlo y colocar un sedante para revisarlo.

—Quiero que lo revisen, ya que no lo puedo tener, es muy bravo, y quiero darlo en adopción.

Mi amigo colega y yo nos quedamos con la boca abierta tras semejante respuesta. ¿De verdad, buscar un lugar de adopción? Había mucho trabajo que hacer antes de eso, empezando con trabajos de conducta, entre otras cosas. Era un riesgo para cualquier familia.

Cuando llegué con la vara lazo:

—No lo agarren con eso. Lo van a maltratar.

—Señor, necesitamos agarrarlo para colocarle el sedante y poder manipularlo, revisarlo y hacerle sus exámenes.

—Sí, está bien. Hagan lo que tengan que hacer, pero sin esa vara. Sujétalo con guantes.

¡De verdad!, ¿qué guantes? Sería un peto de caballero antiguo o una ropa de protección de figurante canino.

Al final fue una batalla campal, pero lo logramos. Se le hicieron exámenes y hubo un hallazgo clínico. Rocky tenía una gusanera en la pata, que aunque no era el motivo de su mal genio, era algo muy molesto.

Se le habló al señor Marcos sobre el problema de buscar un hogar adoptivo a su perro, pues sería un acto negligente para todos. ¿Por qué?

Porque era un animal posiblemente maltratado psicológicamente al que no supieron cuidar y que podía lastimar a alguien. El pecado es no preguntar sobre el cuidado de los animales o quizás no recibir desde un principio una buena asesoría. Lo peor es que las consecuencias las paga el animalito.

Al final, el señor Marcos se fue de la clínica con ese dragón de perro. Por cierto, el señor también era un dragón, con mal genio e iracundo. Pudimos resolver lo que teníamos. Lo triste fue que el perro iba a seguir igual y viviendo bajo el techo de ese señor.

Muchas consultas de las que van a las clínicas son de esta forma, con pacientes incontrolables. Se entienden los miedos que puedan presentar los animales ante gente y lugares desconocidos, sobre todo teniendo en cuenta que los van a manipular en zonas que presentan dolor. Es normal que te lancen una mordedura, arañazo, patada, etc. Es el riego de las personas que trabajan con animales. Pero que tengas animales agresivos es tu responsabilidad.

Un animal es como se cría. Todos los seres vivos son reflejo de su crianza.

13. El estrés en los animales

Tal y como comenté antes, los animales también padecen de estrés. Aquí no se habla de que sea algo malo. Es el tiempo que dure el estrés lo que lo va a determinar.

Hace unos treinta años o más, en muy pocas conversaciones, contadas con los dedos de una mano —y sobran dedos—, escuché a mis mentores (padre y tío) hablar de hiperapegos. Se hablaba de conductas y tratamientos correctivos, tanto naturales como físicos y químicos. Claro que se tocaban los temas de estereotipias, normal en los zoos.

Quizás en ese momento se veía más el especismo, que es básicamente el uso de una especie para justificar la propiedad sobre algo, un justificativo, por así decirlo. Es algo como usar la raza (racismo) o el estatus social para justificar el respeto. La verdad, o mi verdad, es que todos somos iguales.

Las estereotipias también pasan en la casa, por ejemplo, los momentos de aburrimiento; te recuerdo la cuarentena que hemos estado viviendo por culpa del COVID-19. Esto puede disminuir o, quizás, acabar fijándose en la conducta del animal o en la de uno mismo, ayudando al bienestar animal y propio. Esto significa que cuando un animal presenta estereotipias, hay que considerar la posibilidad de un cambio de ambiente, de rutina, salir de la zona de confort.

Ahora pasemos a otro término RAE, el utilitarismo, que según el Dr. John Stuart Mill es una teoría ética donde se trata de diferenciar lo bueno de lo malo por el resultado de las acciones.

> *El credo que acepta como fundamento de la utilidad moral o el mayor principio de felicidad sostiene que las acciones son correctas en la medida en que tienden a promover la felicidad, malas si tienden a producir lo contrario de felicidad. Por felicidad se entiende el placer y la ausencia de dolor, la infelicidad, el dolor y la privación del placer.*
> John Stuart Mill

Aquí tampoco vamos a tratar temas sobre ética y moral o algún justificativo referente a las conductas de cada uno sobre el trato animal o a las especies en general, pero sí es importante la responsabilidad que recae en cada ser humano por sus tutorados, por las acciones de cada uno. Ley de causa y efecto.

¿Cómo puedes ayudar? ¿Cómo puedo ayudar? Siendo consciente de todo. Valora desde tu SER, no desde tu EGO. Toma acción en coherencia con lo que eres, piensas, dices, haces y, sobre todo, SIENTES. Recuerda que los animales también sienten. La coherencia es importante para tener un buen comportamiento.

Ahora bien, en cuanto al comportamiento, como habíamos mencionado sobre el tema antes, hay psicólogos y psiquiatras para humanos, y para los animales están los etólogos. En esta especialidad se valora el temperamento general e innato de los animales.

El comportamiento no solo es propio del individuo o de la especie. El ambiente suma una gran importancia. Así, en el caso de los animales domésticos, la crianza juega un rol determinante, tomando en cuenta los traumas o las fobias. Se debe tener en cuenta que el comportamiento animal es muy posible que sea el resultado de factores genéticos y ambientales. ¿Se parece a alguien? Sí, a ti, a mí, a todos.

Este es un tema muy interesante, ya que en la clínica se pueden ver casos bastante llamativos. Todo es parte del comportamiento, pero sobre todo el del tutor o humano responsable que pueda ayudar de una manera satisfactoria al animal que adopta o adquiere. Algo así como la típica señora de los gatos. Tener uno está bien; dos, bueno; tres, ya ponte las manos en la cabeza, porque puede llegar al octavo gato, y si no como dice el comediante español Agustín Jiménez: hasta el gato hidráulico se lo quiere llevar, lo recoge todo.

Esto es importante, ya que si no se tiene un buen lugar con buenas medidas para que estos animales puedan estar bien, se vuelve un hacinamiento, sin contar con las enfermedades que pueda haber. ¡Bueno!, las psicológicas y etológicas también valen.

14. La evolución

La tierra es el lugar más bello para nuestros ojos que cualquiera
que conozcamos. Pero esa belleza ha sido esculpida por el cambio:
el cambio suave, casi imperceptible, y el cambio repentino y violento.
En el cosmos no hay lugar que esté a salvo del cambio.
Carl Sagan

La evolución representa el constante cambio de cada ser. Hoy hasta se habla de evoluciones espirituales y más, aunque algunos animales domésticos en la escala evolutiva, como los perros y gatos, y otros tantos animales también, están en la punta de esa pirámide. Sí, ¡en lo más alto! Son los que ponen a los humanos a recoger sus necesidades y alimentarlos, casi llevan comida a la cama, y gratis. Hasta el punto de buscarle pareja para que «se desahogue el pobre».

Ya les había contado anteriormente sobre la masturbación de los animales. Pero es que es un tema constante en las clínicas, donde se puede ver: «Se busca novio o novia para Bobby o Chispa», entre otros.

—¡Señora, hay que castrar al perro!

—¡Quéééé! Noooo. Quiero que Bobby tenga cachorros. Búsquele novia. Eso sí, que sea bonita. El pelo del color tal y que mida tanto y pese equis. Quiero tener nietos…

—Ajá, ¿y después qué va a hacer con los cachorros?

—Uno lo regalo, otro me lo quedo y el resto se los queda la mamá.

«Guau, qué manera de controlar la vida», pienso. Así quizás era antes o ahora en algunas culturas. Hablo de los humanos, pero ese es otro tema. Centrémonos en los animales. Y sí, están en la punta de la pirámide, pues trabajamos para ellos, y la verdad es que de forma explotada la mayoría de las veces.

Por otro lado, seguimos con la evolución: sacar a pasear a los perros, la arena de los gatos, cambiar el agua de la pecera o la tierra del terrario, entre otros. Ya es un servicio VIP. Sin contar que del lobo pasamos al bebé

Nenuco (respetando la marca o publicidad), es decir, ahora se pasean a los perritos y gatitos, se les colocan zapatos y ropa, entre otras cosas más. El punto es que está bien que sean consentidos, pero más que humanizar a los animales debes animalizarte. Una cosa es llevar de paseo a Bobby con zapatillas porque tiene problemas en los pulpejos (almohadillas) y otra para que se vea *fashion*. Hay cosas que se salen de lo natural y eso ya no es cambio evolutivo. Hay cosas que pueden hacerle daño a ese maravilloso maestro.

Y si hablamos de otros animales, podemos mencionar a los peces, que también entran en el juego evolutivo-doméstico. Son los «antiestrés» que al final te estresan. Y no es para menos, teniendo en cuenta que son unos excelentes animales, pero al final no sabes qué hacer con ellos: cambias el agua, el pH, se comen unos a otros… ¿Qué hay que hacer? Es todo un tema y no eres Aquaman. Puede ser tu compañero, al que quieres y ves nadando de un lado al otro, y al final puede terminar en el váter.

Otro animal muy buscado es el hámster, amo y señor de las bebidas energéticas o café con su entrenamiento de fuga. Verlos correr al principio puede causar algo de gracia, pero ya pasado un tiempo el estrés aflora al ver que el tipo va a toda marcha en el mismo lugar. Lo digo por la rueda.

Conejos, cerditos llamados Peppa o George, gansos, loros, etc. Una cantidad de animales que cada día llegan a hogares para acompañar a las personas y muchos son caprichos que pueden terminar con problemas por el manejo inadecuado, si no en el plato. El cambio está en el aprendizaje, crecer y seguir, mejorar, de eso se trata la evolución. El cambio está, se hace de forma natural, pero la domesticación excéntrica y/o excesiva puede causar daño.

—Dígame su nombre. Vamos a abrir una ficha.
—Bárbara Alejandra.
—Perfecto, ¿nombre de la mascota?
—Bárbara Alejandra. Así se llama mi perrita, doctor.
—¡Ah, OK! Bueno, dígame su nombre, o sea, el del responsable de Bárbara.
—Marifranklni.

OK, sin ánimos de ofender. Cada uno recibe y pone los nombres que quiere a quien quiere. En fin, ya a los animales les ponen nombres y apellidos completos. Sí, hasta más armónicos. Y es en serio que hay animales a los que les ponen nombres más sonoros. No sé cómo describirlo. Pero el caso es que cada uno tenga y ponga el nombre que mejor le parezca. Los hay repetidos, los hay inventados. Lo importante es lo que vibras, tu SER.

La verdad es que hay nombres que cuesta hasta pronunciarlos… Hay algunos simbólicos, algunos creativos y otros superrepetidos. Pero se entiende que, quizás, le da flojera identificar un nombre con el animal o simplemente le gusta. De igual forma, hay animales que tienen nombres que son hasta más encantadores que los de sus protectores.

Ya no está Panchita, la perrita alegre; ahora se llama Julia. Ahora se busca el significado del nombre para colocarlo a la perrita. Alberto, el gato glotón. Hay de todo.

Pasa que llega a consulta el demonio de Tasmania. Ni siquiera el tutor puede controlarlo, pero tampoco quiere que le pongas bozal. Como «tú eres el que sabe», te tienes que calar las mordidas. Hasta el dueño le tiene miedo. A este tipo de animales los suelen llamar Motita o Querubín, y no Cerbero, la bestia de Hades. Igual son cosas mías.

¿Qué nombre le pondrías a tu animal o qué nombre tiene? Búscale el significado y ve los rasgos de personalidad o animalidad que tiene. Quizás suene loco, pero cuando de frecuencias energéticas se trata, todo es posible. Cada nombre tiene un poder vibratorio, energético, por lo que influye en el individuo que lo tenga. Por eso, a nivel energético es muy importante ese resonar de los nombres, su origen, su poder.

Repito, sin ánimo de ofender, pero ya hay animales con nombres mejores o más bonitos que el de su protector.

15. Hablemos de veterinaria

Es el posible nacimiento, no lo sé, pero es fascinante la carrera y lo que estoy por contarte.

El amor no tiene cura, pero es la única medicina
para todos los males.
Leonard Cohen

Se dice en algunos libros, blogs y artículos que la medicina veterinaria pudo haber comenzado entre los años 14000 y 11000 a. C., aproximadamente. Se presume que es cuando empieza la domesticación y cría del perro por parte del hombre, o así lo comentan algunos historiadores. Aunque no se tomaría en cuenta la figura del curandero de animales hasta el 3000 a. C. por los sumerios, según cuentan.

En un artículo que vi en la página web de la Universidad Nacional de Colombia (también está en la Universidad de Chile y otra web), leí que había un código, el Código de Hammurabi, que es un grupo de leyes de las más antiguas encontradas. En ese código se tratan muchos temas y allí está una de las posibles primeras regularizaciones sobre el trato a los animales, quizás los primeros veterinarios.

Por otro lado, en el libro del emperador amarillo (el maestro Huang Di Nei Jing), que es el primer tratado de acupuntura y medicina tradicional china creado hace unos 2500 años aproximadamente, se observan registros sobre el uso de la acupuntura en caballos, sobre todo en el trabajo de campo, así como en lo militar. Hay que tomar en cuenta que esta medicina tan milenaria, al igual que el ayurveda u otras medicinas naturales como las chamánicas de los antiguos aborígenes, se basaba en la observación de la naturaleza, entendiendo que todo es parte de un todo, un holismo (totalidad), y que existen similitudes entre la naturaleza, los elementos y el cuerpo.

Los chamanes, que como he comentado eran otras culturas «primitivas» de sabios ancestros que sentían la naturaleza, valoraban que todo era parte del todo, respetando a los animales y el equilibrio con el medio ambiente. Aceptaban como un principio el animismo, esto es, que todos los seres tienen espíritu. No había separaciones, así como los meridianos o nadis fluyendo en el organismo de cada ser, bienestar y equilibrio. Puro SER.

Esta filosofía es parte de cómo se puede ver la veterinaria en la antigüedad o, por lo menos, el respeto y significado de los animales y la naturaleza en general. Tan importantes son que según algunas culturas se absorbía o se nacía con el poder protector de ellos, los tótems.

Hay páginas como Wikipedia donde se ve que proviene del latín *veterinarius*, que era el arte de curar las *veterinae* o *veterina*, las bestias de carga. La veterinaria como tal tiene varios orígenes. El hecho es que es un arte y es el de ayudar a todos los seres.

> *El médico se ha ocupado históricamente de cuidar*
> *del hombre y el veterinario lo ha hecho de la humanidad.*
> Louis Pasteur

Recuerdo las historias que me contaba mi papá, Felipe, cuando era más pequeño. Aparte de lo filosófico que mencionaba antes, una de ellas es la siguiente.

Sentado en un mecedor con cigarro en mano, ponía un casete de música clásica y empezaba:

—Un veterinario es tan importante que lo llevaban a las guerras antiguas. No solo para ayudar a los animales que se usaban para esos actos. Es que a los gobiernos les convenía mandar a «médicos de guerra» (veterinarios), ya que podrían ayudar a los enfermos humanos, realizando primeros auxilios, y a los animales. Mientras que a los médicos humanos o cirujanos los tenían protegidos en los cuarteles y hospitales. Así resguardaban más las bajas, aparte de ser más rentable en cuanto a educación para el país.

Me encantaba esta historia. Realmente no sé si es cierto ese cuento. He buscado información y hay cosas que he leído que se asemejan, pero no hay claridad en el asunto. Lo que sí me deja es ese sabor heroico, intelectual, noble y energético de esta profesión. Y no lo digo por la guerra, que me parece algo sin sentido, respetando los ideales; lo digo por lo que representa un médico veterinario para todos los seres a lo largo de la historia.

Te cuento, mi apreciado lector, que el médico veterinario no solo pone vacunas y desparasita a los perritos y gatitos, cosa que es importante. Un médico veterinario presenta muchas especialidades enfocadas en diferentes especies. Se puede encontrar la veterinaria de pequeños animales, como lo es la canina y felina, o también de otros animales que son de compañía, como los exóticos.

Hay que tomar en cuenta algo importante en estos últimos tiempos, y es que en la veterinaria de pequeños animales hay una especialidad en felinos, sí, una para los ronroneadores de hogar. Y eso es porque tienen diferencias anatómicas, fisiológicas y farmacológicas.

Hay postgrados en grandes animales como los equinos, en reproducción animal, traumatología. Hay oftalmólogos veterinarios, oncólogos, imagenólogos y hasta neonatólogos. Hay especialistas en fauna silvestre y exótica, dermatólogos, fisioterapeutas. También en microbiología, genética y biología molecular; higiene y control de alimentos; producción de carnes y leches de ganadería porcina, vacuna, caprina y ovina, por ejemplo; apicultura y piscicultura. Hay etólogos, inmunólogos, cirujanos de mínima invasión, anestesiólogos, endocrinos, cirujanos de tejidos blandos, internistas, emergenciólogos, bioquímicos, farmacólogos y toxicólogos. Y hay especialistas en medicinas naturales o antiguas, como yo.

El detalle de esta especialidad es que cuando te llevan a un paciente y la gente llega preguntado por el «naturópata» —algo que suena raro—, me ven y se quedan extrañados, pues creían que iba a salir un tipo con plumas o con un tabaco y una botella de aguardiente, saliendo de un cuarto con una puerta de picas de madera y con una cinta roja en la frente que va a rezar la culebrilla (herpes) o ensalmar. Por cierto, también lo hago, o sea, orar. Creen que voy a usar una bola de cristal y a leer el futuro con tarot. Pero no es así. También pasa, y con mucha frecuencia, que me llevan al paciente para acupuntura y la decepción es alta, ya que los atiende este negrito y no el maestro Miyagi San o Jackie Chan, el templo de la sabiduría milenaria.

Volvamos a las especialidades. Las hay en gerencia y mercadeo, aves, ofidios, cirugías experimentales o bioterios, donde todo lo que se use en humanos fue usado o practicado en animales primero. Los técnicos, en parte, son médicos veterinarios, entre otras carreras afines.

Se trata de la profundización de conocimientos relacionados con la práctica clínica en la atención de los animales. Hay cardiólogos, neurólogos, nefrólogos, neumólogos. Igual que en la medicina humana, el médico veterinario posee valores éticos y morales, y capacidad para ejecutar programas sobre salud pública y zoonosis —lo que implica que una enfermedad o infección se puede transmitir entre los animales y los seres humanos—. Parte de la salud humana es custodiada por la medicina veterinaria, ya que depende de la salud animal.

La medicina veterinaria ayuda a prevenir la propagación de enfermedades que amenacen a la salud animal y humana. Es integral. Es importante la investigación de tratamientos y procedimientos para la evolución de la medicina. Es parte de un equipo multidisciplinario que trabaja en todas las investigaciones que a salud se refiere. Esto último lo digo con orgullo, ya que somos parte de un equipo y junto al médico humano luchamos para mantener la salud.

Escribo estas líneas a modo de hacer un breve resumen de la medicina veterinaria y aclarar algunas dudas que siempre preguntan en clínica cuando hablamos sobre estos temas. Te dicen: «¿Y hay cardiólogos veterinarios?», «¿y ustedes estudian tanto?», «¿le hacen acupuntura a un perrito?», «¿por qué no lo pinchas y ya? Es solo un gato».

Otra cosa de la que no se habla es del costo de los cursos, postgrados y especialidades, entre otros. ¡Sí!, son igual de caros que los de medicina humana u otras carreras afines, y debemos estar actualizados en todo. Se hacen en muchos países, por lo que hay que viajar. En la medicina, y hablo en general, hay que estar a la vanguardia, activos, estudiando al día. Debemos estar preparados para el paciente y dar lo mejor en todo momento.

En mi caso, veo lo mejor de dos mundos o, mejor dicho, de dos tiempos. Del pasado, presente y del futuro. Las medicinas antiguas son hermosas, certeras, un complemento maravilloso para la medicina moderna. Según mi forma de verlo, es una unión perfecta, un yin yang, un tao. Pero es solo mi opinión.

Creo que los animales ven en el hombre un ser igual a ellos que ha perdido de forma extraordinariamente peligrosa el sano intelecto animal, es

decir, que ven en él al animal irracional, al animal que ríe,
al animal que llora, al animal infeliz.
Friedrich Nietzsche

La veterinaria es una profesión hermosa, llena de nobleza. Es la dicha de trabajar con los seres más agradecidos y puros. Con esto no digo que los humanos no lo sean, pero en los animales no hay juicios, solo son ellos, como los bebés, los niños, la simple pureza. Aparte de la dicha de poder trabajar con muchísimas especies.

Valorar la naturaleza y la vida es un aspecto interesante en la veterinaria. Y esto no es que no se vea en otras profesiones; sin embargo, hay un alto nivel de altruismo que a veces las personas aprovechan para que se le haga el trabajo al paciente de forma gratuita. Te dicen: «Es tu vocación y debes ayudarlo. ¿Para qué estudiaste esa carrera?», entre otros comentarios que te denigran y muchas veces te hacen sentir mal.

Recuerdo una vez que una chica me llevó un cachorro al que, según ella, encontró en la calle. Quizás sí era cierto que se lo encontró, no lo sé; en la clínica te mienten mucho para quitarse la responsabilidad, pero igualmente uno está para ayudar. El hecho es que era una emergencia y le hicimos lo que pudimos. Se le hicieron exámenes y se le mandó un tratamiento. El cachorro sobrevivió. Cuando se le pasó la factura, a pesar de que ya se le había pasado un presupuesto con anterioridad, recuerdo a la chica gritando a todo pulmón que si me creía médico —algo despectivo con referencia de la medicina humana—, que dónde estaba mi vocación, que mi trabajo era ayudar a los desamparados animales, entre otras cosas más que, sí, causan dolor. Somos humanos.

Estimado lector, si usted supiera la cantidad de ayuda gratuita que damos, no lo creería, y no vivimos de la caridad. Imagine la cantidad de personas que nos dicen «échale un ojito rápido para ver qué tiene» y se escucha también «tanto por un simple animal». Una profesión juzgada por parte de una población, pues muchas personas consideran que es un trabajo que debe hacerse de forma gratuita.

Es de las carreras más hermosas, estudiadas, importantes y quizás una de las menos remuneradas. Aun cuando muchas veces me puedan golpear psicológicamente, me da igual. Unos vamos formando carácter y consiguiendo una mente más sólida; otros, lamentablemente, abandonan la carrera siendo excelentes profesionales. Otros no están para contarlo.

Este trabajo para mí es un *hobby* diario. Realmente amo lo que hago, aparte de que se puede enseñar a otras personas la importancia y el valor de los animales, de la naturaleza, y así colaborar para alcanzar un bienestar en la comunidad.

> *Elige un trabajo que te guste*
> *y no tendrás que trabajar ni un día de tu vida.*
> Confucio

La verdad es que espero volver a vivir la experiencia de ser veterinario cuando me reencarne, si me toca vivir otra vida.

Mi papá, Felipe, se apropió de la frase de Will Rogers: «Si los perros no van al cielo, cuando muera quiero ir a donde ellos van». Me lo decía cada vez que podía. Hoy en día debe estar allí junto a mi tío y esos maestros animales, se lo ganaron. Yo, cuando llegue mi turno de transmutar, también espero estar allí junto a esos maravillosos seres.

Hay otro tema en la veterinaria aparte de ser una carrera mal remunerada, y es el de sentenciar a los veterinarios por culpa de algunas personas o tutores acuñando responsabilidades. Es para mí un tema delicado del que no se habla a menudo. La tasa de suicidios es de las más alta de todas las carreras afines. Es posible que el estrés, la presión social, la carga emocional o económica sean las bases de esta abominable estadística.

En el 2019, trabajaba como asesor científico de uno de los distribuidores de un laboratorio de medicina biorreguladora (natural). Me invitaron a presentar unos trabajos de investigación sobre esta medicina en un congreso en Colombia, un centro de reunión que albergó durante tres días a miles de médicos veterinarios y estudiantes del mundo. La emoción me invadía. Podía entrar a las charlas de personas a quienes admiro, aprender más… Además de mi emoción por compartir mi experiencia con otros colegas y más, ya que mi especialidad es un tema muy controvertido. Era una gran oportunidad.

Uno de los días que me tocaba exponer mis casos y dar mi charla, salí corriendo, ya que quería entrar a una ponencia de un veterinario especialista en mercadeo y gerencia. Esta vez él iba a hablar sobre un tema poco tratado fuera del gremio: ¿por qué se suicidan los veterinarios? Aparte de que sus ponencias eran motivadoras, ese tema mueve fibras, y más cuando pasas por eventos similares o tienes a alguien cercano que lo vivió.

Hay artículos relacionados que puedes encontrar en este enlace: https://www.avma.org/search?search=suicide, que es la página oficial de American Veterinary Medical Association.

Me interesaba el tema, pues yo lo viví. Sentí en un momento depresión de alguna manera por la impotencia a ciertas cosas del día a día, entre las que estaban las culpas que te echan por todo lo que les pasa a las mascotas, las amenazas sobre demandas por cualquier tema, el que no te quieran pagar y que tengas una familia que mantener. Y a eso le sumas que eres emigrante. Sientes que te amarran de pies y manos con una mordaza. Te sientes ahogado.

En mi caso, usé todas las estrategias con las que podía contar, aparte de buscar ayuda. Aprendí de valores internos y a no permitir que te afecte lo externo, al menos lo menos posible. Aprendí a fluir y aumentar la capacidad de resiliencia. Lo aprendí a golpes. Hasta me preparé para poder ayudar a otros. Lo que se siente es horrible. Un túnel sin salida que te ahoga. Todos tenemos una historia.

Escuchaba con atención al médico veterinario, los datos eran asombrosos. Pensaba que conocí en algún momento a personas que entraban en esa estadística y que yo pude haber sido un número en esa ecuación. Realmente aprendes a ver las cosas desde otro enfoque.

Cuando cambias la forma de ver las cosas,
las cosas cambian la forma en que se ven.
Wayne Dyer

Esto no se trata de victimizar al gremio veterinario o a las personas. Es parte de una realidad que no se cuenta. Tampoco se trata de que no haya negligencias clínicas o personas con poco profesionalismo, eso pasa en todas las carreras. ¡Errores! Todos somos propensos a cometerlos.

Es obvio que cuando se trata de salud es una línea muy delgada y que, para que no ocurran errores, lo mejor es, con humildad, derivar casos a personas con más experiencia o contar con apoyos profesionales. Eso es algo de cada uno.

El problema está en pasar la pelota, como la papa caliente, de las responsabilidades para aligerar las culpas, pues resulta más rápido que asumirlas. En la clínica veterinaria te llenan esa mochila de culpas todos los días, y el permitir eso es cosa de cada uno.

Es evidente que ningún profesional de la salud quiere hacer algún mal a sus pacientes. Pueden pasar cosas que uno no quiere. Pueden obtenerse resultados inesperados para todos.

Es muy doloroso ver a tus pacientes en mal estado o que los resultados a los tratamientos no sean los esperados. Duele que te digan o escriban una reseña en medios de comunicación diciendo que mataste a su animal, cuando el veterinario ha hecho todo por ayudar al paciente. Duele que te digan que tu clínica huele a orina o caca, y a la vez miras cómo los animales que entran hacen sus necesidades y el tutor ni se inmuta en hacer el mínimo esfuerzo por pedir una servilleta, una leve intención de responsabilidad por el acto de su animalito. Duele que te digan de «chiste» que aquí fue donde le mataron a su perro o gato, cuando nadie mata a nadie. El paciente se muere por su patología o, lamentablemente, se le hace la eutanasia; no se «mata», como generalmente se expresa, aun cuando el sacrificio (eutanasia) sea el de suprimir las funciones orgánicas a fin de la eliminación del sufrimiento del paciente.

Por otro lado, y pasa en todas, absolutamente todas las profesiones, hay chapuceros. Sin embargo, no se debe generalizar.

La Universidad no te prepara para eso...

La Universidad te brinda materias, te enseña, haces buenos amigos que al final se hacen hermanos, hay profesores que se convierten en guías. Quizás aprendes la frustración de suspender una materia o repetir año, pero no te enseña a enfrentarte a un público que pasa del «eres el mejor veterinario del mundo» al «me mataste a mi perro» en un segundo.

Tampoco te enseña que a pesar de hacer todo lo posible para ayudar a un paciente, él —experiencias de vida— no sale adelante, y eso, estimado lector, es una frustración que desgarra. Aparte del golpe que supone hacer todo y no lograr el cometido, le sumas lo anterior del público. Eso lo aprendes en el camino.

Uno escogió esta profesión con sus pros y contras, así que hay que seguir para adelante siempre de la mejor manera posible. Gracias a Dios son menores este tipo de experiencias, sin embargo, son muy ruidosas y dejan cicatrices.

A diferencia de los médicos, el médico veterinario tiende a trabajar, la mayoría de las veces, solo en su clínica, lo que aumenta el aislamiento y puede elevar el riesgo de depresión. En ambas carreras hay una altísima exigencia académica y se tiende a un «perfeccionismo social», con altos niveles de competencia y un miedo al fracaso que suele provocar un estrés elevado.

Solo y a lo que venga…

El médico veterinario, por lo general, atiende animales heridos de gravedad, muchos de los cuales llevan días de padecimiento y hay que vérselas con tutores que no tienen como prioridad el bienestar de sus animales. También hay otros que mueren por ellos, es parte de la dualidad.

Hace un tiempo atrás, estaba yo de pasantías (prácticas). Lo que les voy a contar ya lo había visto y vivido en muchas ocasiones, de formas diferentes, pero este caso se llevó la batuta.

Como decía, hace unos años estaba de prácticas en la clínica de mi tío en Caracas. Debo decir que fue en verano, aunque es extraño, ya que en Caracas es verano y primavera los 365 días del año. Prosigo. Una noche de guardia, suena el timbre de la clínica repetidas veces: «Ring, ring, ring…», casi como un timbre del colegio. No paraba: «Ring, ring, ring…». ¡No joda! Todo el mundo fue corriendo por la emergencia y para callar el bendito timbre.

No les había mencionado que en ese momento estábamos en el quirófano por una cesárea de emergencia. Recuerdo que era una perrita de raza *jack russel* llamada Princesa. Por cierto, fueron ocho cachorros y todos vivos.

Parte del equipo salimos en carrera para atender al paciente nuevo. Dejamos a la nueva mamá estable y con otros asistentes. Abrí la puerta. Un perro de gran tamaño envuelto en una sábana cual hamaca era cargado entre dos personas, un señor y un joven. Había un olor conocido y muy fuerte. Olía a podrido, literalmente. Solo logré ver el rostro del animal, ya que estaba cubierto, y una mirada de «ya no quiero vivir más». Una estela de sangre se escurría.

Atenea era su nombre. Era una perra de raza dóberman de nueve años. Estábamos en la consulta el señor y el joven que la traían en «hamaca», una señora y tres jóvenes más, además de un auxiliar veterinario y yo. Mi tío estaba en el quirófano con Princesa y el resto del equipo. El hedor perfumaba la sala de consultas mientras la señora lloraba.

—¿Qué le pasó? —pregunté, mientras iba descubriendo a Atenea.

Los enfermeros iban con papel y lápiz llenando la historia.

—¡No lo sé! Desde esta mañana está así —respondió la señora con lágrimas en los ojos.

El olor, muy familiar, me decía que pasaba algo extraño. Mi papá y mi tío Carlos siempre me decían que cada cosa tiene un olor. Aprender a descifrar los olores es un gran paso, una ayuda. Recuerdo un comercial de un café en Venezuela que decía: «Por el aroma yo lo sé…».

Logré quitar el envoltorio en el que venía Atenea.

Te quiero decir algo, mi apreciado lector. Aunque lo parezca, nada de lo que pueda o no escribir es exagerado o inventado, ni en este ni en otro libro o artículo escrito por mí. Excepto los nombres de los pacientes y tutores por el respeto a la privacidad, así que cualquier parecido con la realidad es pura coincidencia.

—Le fui a dar el desayuno y la encontré así. Todo es desde hoy —comentó la señora sin titubear.

Ella era una señora mayor de unos sesenta años. Se veía refinada.

Terminé de quitar la sábana y me encontré lo que imaginaba, lo que sentía mi olfato: una miasis (gusanera). Pero no solo era una gusanera,

era literalmente una gusanera con perra, aparte de que estaba plagada de garrapatas y pulgas. Jamás en mis años que tengo, hijo y sobrino de veterinario, estudiante y profesional, había visto la magnitud de esa gusanera. Medio cuerpo comido por los gusanos. Yo solo pensaba en las ganas de vivir de ese animal.

> *Puedes juzgar el verdadero carácter de un hombre*
> *por la forma en que trata a sus compañeros animales.*
> Paul McCartney

Era una lucha por sobrevivir entre las garrapatas y los gusanos. La gusanera la tenía en el cuello camino hasta el pecho, toda la parte lumbar rodeando la zona abdominal, muslos y patas traseras. La mitad de la perra era zona de garrapatas y pulgas; la otra, de gusanos.

Yo sentía una de las molestias más grandes que pude tener. Sentía el dolor, el padecimiento de ese maestro. Mi cuerpo se estremecía de furia. ¿Sabes por qué? Porque no era un animal que acaban de recoger de la calle al que, por cosas de la vida, le tocó ese padecer. Era una perra de casa, según los tutores, refinada, que «veían, acariciaban y jugaban con ella todos los días». Asumo que con tapabocas y guantes, aunque en ese entonces el único coronavirus que se veía era el de los perros y gatos, PIF (peritonitis infecciosa felina). Sin embargo, ese olor traspasa cualquier tapabocas.

Busqué a mi tío indignado y le conté. Él estaba terminando la cirugía con éxito. Sabía por su experiencia y sabiduría cómo me sentía. Mi papá y él me trataban con fuerza para exigirme más con la sutileza de los maestros. Me dijo:

—Resuelve, cualquier cosa me avisas. Debo ayudar a los cachorros. Eso pasa y debes aprender.

Fui camino al consultorio respirando profundo, una de las técnicas para controlar el estrés. Estaba muy molesto.

> *El que dice una mentira no sabe qué tarea ha asumido,*
> *porque estará obligado a inventar veinte más para sostener*
> *la certeza de esta primera.*
> Alexander Pope

Entre otras muchas cosas, hay algo que puede hacer vulnerable a un veterinario, su contacto con la eutanasia y el gran número de casos en que se aplica, lidiar con cualquier pendejo que te diga: «Quiero dormir a mi perro porque está viejo». Y sí, eso pasa con más frecuencia de lo que te imaginas.

La señora y el señor, tutores de Atenea, me decían que ella estaba bien, que eso fue «de la noche a la mañana». Cuanto más me lo decían, más furioso me ponía. Ya no había *mindfulness*, meditación, respiración ni nada que no expresara mi descontento. Cualquier persona podía ver el maltrato animal. No debías tener título o ser veterinario para saber que eso no era de un solo día o una mañana.

Volvió la calma a mí. Las técnicas sí funcionan y lo externo no debe afectar si no lo permites.

Por cierto, esa emergencia fue a las 3 a. m. Ese animal debía estar así, con gusanera, desde hacía unos quince días como mínimo. En cuanto a las garrapatas y pulgas, pues las tendría desde su nacimiento. Estas últimas se caían solas por la sobrepoblación.

Se buscaría solución, para eso estamos… Se le hicieron exámenes y salieron alterados. Todo estaba alterado ¡Ah!, les cuento que todo les parecía caro; caro era lo que vivía ese pobre animal.

Al final, Atenea quedó hospitalizada. La ayudamos durante días y mejoró muchísimo. Era una perra que quería vivir, agradecida. Yo no quería que se fuera. Ha sido el animal de compañía al que he atendido con la miasis más grande y que sobrevive a semejante banquete de bichos.

Ella tenía un fallo hepático y cardíaco, además de otras cosas que presentaba por el tiempo de descuido y los daños posteriores a lo que presentaba. Murió al tiempo. Hicimos todo lo que podíamos; fe y tratamiento.

No molesta el hecho de que los animales se enfermen o no. El problema es el tiempo de espera desde que el paciente presenta algo hasta el momento en el que lo llevan a la clínica.

Según ellos, Atenea era la perra de su vida. No lo sé, no soy quién para juzgar. Pero si cuidan así a la perra de su vida, no quiero imaginar el resto de sus perras.

Cosas que pasan a menudo.

Esta es una de ellas. En el año 2011, me gradué en una de mis especialidades de medicina natural. Ya estaba poniendo agujas de acupuntura y hacía medicina tradicional china, entre otras, bajo la tutela de mi papá, Felipe, que fue uno de los primeros en Venezuela en aplicar este tipo de terapias a los animales.

Ya estaba empezando mi camino. Mi viejo ya tenía un mundo que, gracias a Dios, compartía sin importar a quién, pues no había «secreto de familia». Me encantaba su filosofía sobre compartir. Él y mi tío lo daban todo.

Ese mismo año, un día cualquiera, le llegó a mi papá un caso de una perrita remitido. La señora Marina no tenía presupuesto para pagar la cirugía de columna que necesitaba su perrita Pelusa, una *poodle toy* de cinco años. Entramos a consulta junto a la señora. Mi papá hablaba y preguntaba a la señora Marina, sacando una tormenta de información mientras iba palpando a la paciente. Yo fui haciendo la ficha clínica mientras leía los informes y exámenes anteriores.

Con las terapias naturales hemos tenido gran cantidad de resolución de patologías, entre ellas los problemas articulares y de columnas. Estas terapias no son la panacea de la medicina, pero uno se queda atónito viendo los resultados de ella en la calidad de vida de los pacientes. Hablamos de terapias o técnicas médicas que tienen más de 5000 años de uso.

No hay nada incurable, solo hay trastornos
para los cuales el hombre no ha encontrado cura.
Bernard M. Baruch

Continuamos en la consulta de la señora Marina con Pelusa, que es la perra de su vida.

Empezó la faena de terapias. Agujas iban y venían: acupuntura, masajes Tui Na, moxibustión. Nos turnamos las sesiones entre mi papá y yo en días intermedios. Trabajamos dando lo mejor de cada uno.

Mi papá, al igual que mi tío Carlos, siempre me decía que si iba a hacer algo, que lo hiciera lo mejor posible; no es «intentar», es hacerlo.

Si no da resultado o si no se sabe algo, con humildad hay que saber decir «no sé», aprender y volver a hacerlo. «Anota todo», me decían.

Pelusa llevaba más de un año presentando esas molestias. Se arrastraba con las patitas delanteras; las traseras ya no las movía. Por más que le decíamos que la evaluaran para realizar cirugía, la señora Marina se negaba. Igualmente, asumimos la responsabilidad de dar lo mejor y ayudar cuanto podíamos. Todas las semanas pasábamos hasta tres sesiones de terapias naturales a Pelusa. Alternamos las técnicas; fe y tratamiento.

Llevábamos unos cinco o seis meses de terapias, es decir, unas setenta y dos sesiones aproximadamente, cuando Pelusa empezó a sentir sus patitas traseras. Estaba recuperando la sensibilidad. El fruto del trabajo en equipo.

La señora Marina no podía creer lo que estaba pasando. Siempre se había cuestionado si las terapias naturales «funcionan». Eso siempre lo dicen cuando llevan a los pacientes a cualquier terapia natural, es algo como: «No creo, pero déjame ver qué pasa».

> *Ahora bien, tener fe es estar seguro de lo que se espera;*
> *es estar convencido de lo que no se ve.*
> Hebreos 11:1

Soy una persona de fe. Creo que hay que creer para ver.

Pelusa evolucionó de forma maravillosa después de ese inicio de sensibilidad. Ejercicios, trabajos con las terapias, su motivación. Pelusa era otra, dicho por su misma tutora. La señora Marina seguía soltando comentarios diciendo que, bueno, sí era posible que funcionara. La hija de ella estaba feliz, no lo podía creer, y su nieto ya quería jugar corriendo por el jardín.

Al poco tiempo, un mes después, en una de las citas para la sesión, Pelusa entró caminando cual *miss* por la puerta principal. Movía la colita con euforia. Su andar, algo parecido a que estuviese en estado de ebriedad, tenía un poco de incoordinación. Sin embargo, había recuperado el esfínter, sensibilidad superficial y, la guinda del pastel, jugaba en el parque con el nieto. El niño estaba feliz por su amiga.

Una y otra vez se le mencionó que debía tener cuidado con los movimientos bruscos, pues podría presentar una recaída. Pero le entraba por un oído y le salía por el otro.

Se distanciaron las sesiones a una por semana con ejercicios en casa. Pasaron cerca de dos meses sin saber de Pelusa. Hacíamos llamadas, sin éxito.

Un día cualquiera, mi viejo y yo estábamos tomando un café en el consultorio, hablando, discutiendo casos, yo aprendiendo de su sabia experiencia cual esponja, cuando la señora Marina entró como demonio que lleva el viento. Estaba molesta. Llevaba en brazos y envuelta en una manta a Pelusa.

Mi mentor y yo nos vimos las caras extrañadas por lo que pudo haber pasado. Pelusa estaba paralizada de los miembros posteriores. Lo que soltaba la señora Marina por la boca no era nada agradable. Todo lo que nos decía a mi papá y a mí fue intenso. Me dolió. En aquel entonces todavía permitía que eso influyera en mí. Me sentía mal aun sabiendo que todo lo habíamos hecho de la mejor manera.

Mi tío bajó a la consulta para ver a qué se debían esos gritos y comentarios tan humillantes y despectivos. Los tres estábamos con la boca abierta. Ella, entre otras cosas, decía:

—La acupuntura y toda esa mierda de medicinas naturales no sirven. Mi perra está paralítica —decía, entre groserías, garabatos y amenazas de que nos iba a denunciar por negligencia, estafa y más.

Nosotros seguíamos sin entender. En un momento de tranquilidad y respiraciones profundas, fui calmando un poco el ambiente hostil y, hasta cierto punto, entendible. Pienso que todos hemos tenido animales y sabemos lo que es eso, aparte de que cada persona explota emocionalmente de manera diferente.

Llegó la calma. Decidimos hacer exámenes, y uno de ellos es el radiológico (Rx). Pelusa estaba peor, había una luxación —básicamente es la separación permanente en una articulación que causa daño— de las vértebras lumbares, todo confirmado por el especialista en imágenes. No había probabilidad de que volviera a caminar, comentó el especialista.

No entendíamos qué había pasado. La señora agarró aire y empezó todo de nuevo. Nosotros ya sabíamos por dónde iba: quería culparnos de todo. El problema de Pelusa volvió a ser traumático y la señora nos culpaba por todo.

De repente, sin aviso, entró un niño en la consulta. Tenía unos nueve años; era el nieto de la señora Marina. Con voz dulce, pero a la vez preocupado, comentó:

—Abuela, ¿le comentaste al doctor el accidente de Pelusa?

La señora estaba pálida. Tenía un «¡trágame, tierra!» tatuado en su frente. Continuó el niño:

—Abuela, ¿contaste que Pelusa se cayó por las escaleras de la casa?

La señora tartamudeaba. Pidió disculpas, bajo la mirada de los tres y la de su nieto, que no entendía lo que pasaba. No se emitió ningún comentario. Mi tío y mi papá se giraron y salieron del consultorio. Yo le sonreí al dulce niño con mirada de gratitud. Le dije que le mandaría algo a su pequeña amiga para que mejorara. La señora no hablaba.

Hice una receta médica. Agradecí a la señora la enseñanza. La derivamos a otra clínica, aunque yo no lo quería hacer, lo admito; fue una decisión directiva. Yo quería ayudar a Pelusa, ella no tenía la culpa, y tampoco la tenía el niño. No pude hacer más.

No supe más de ellos. Bueno, sí supe… Me llamaron una vez de la clínica a donde remitimos a Pelusa diciendo que, por favor, no le enviásemos a clientes así. La señora les dijo que nosotros no la queríamos atender. ¡Cosas que pasan!

Para el niño, Pelusa era la perra de su vida.

Entre más cuentos, un día cualquiera, la señora Florencia llegó un día a consulta regular. Venía con… Adivina el nombre de la perrita. Pelusa. Sí, otra Pelusa y de raza *poodle*. Es impresionante la cantidad de *poodles* llamados Pelusa. La señora Flor era una señora muy elegante, con peinado a laca y joyas en las manos. *Glamour* y refinamiento en primera línea.

Esta vez venía por una dermatitis.

—¡Doctor, sarpullido inglés!

—¿Disculpe?

—Sí, es un sarpullido inglés.

Se preparó al paciente en consulta, se empezó con la anamnesis y se realizaron los exámenes pertinentes. Se mandaron al laboratorio las muestras. Diagnóstico: sarna demodécica. A la señora le iba a dar un infarto.

—Señora, ya llegaron las muestras de Pelusa y es positiva a un tipo de sarna.

—¿Qué? Jamás. Mi Pelu tiene un sarpullido inglés.

—Ajá, pero su causa es la sarna.

—Doctor, ¡eso puede ser solo entre usted y yo! No quiero que la gente se entere de que mi perra está llena de bichitos.

Estimado lector, no era sarpullido inglés, era sarpullido en la ingle. Es una irritación en la zona de la entrepierna. Realmente puede ser en cualquier parte del cuerpo, pero alguien para verse fino le colocó ese nombre.

Pelusa se llevó su tratamiento y a la señora se le recomendó ver a su dermatólogo. Las dos estaban bien.

En la clínica se puede ver de todo. Te entretienes, aunque a veces las personas no quieren escuchar lo que pasa.

Pelusa, con todo y su sarna o sarpullido inglés, era la perra de su vida.

No entiendo qué pasa.

¿Usted de verdad es veterinario?

Un día cualquiera llegó una consulta remitida por un amigo y colega. Él la había visto hacía algún tiempo. En diagnóstico diferencial estaba presente la intolerancia alimentaria, enteritis, entre otros trastornos metabólicos. Me pidió que por favor la viera, ya que reincidía y había intentado de todo.

La verdad es que soy muy afortunado y estoy agradecido a Dios, el Creador o el nombre que quieras, por las personas que me rodean: grandes amigos, hermanos de vida, colegas, excelentes profesionales. Me gusta rodearme de personas muy inteligentes y dedicadas, llenas de éxitos. Aprender de ellos es un placer.

Este médico veterinario es una de esas personas. Llamémosle César.

Kiara era el nombre de la paciente, una chihuahua de diez años color marrón. Una mexicana a la que le gusta el ron y la arepa. Es broma… Su tutor era un señor mayor. Su lenguaje corporal manifestaba que era obsesivo, maniático y con mucho tiempo libre. Al empezar a hablar, ya te dabas cuenta de que acertaste. Es vibra lo que manifiesta el cuerpo, que es sabio.

Recordé algo que leí en algún momento: «El cuerpo grita lo que la boca calla», del Dr. Nelson Torres. Muy acertado, por cierto. Sigue leyendo que pronto vamos a hablar solo de eso en un capítulo.

Kiara, como decía, era una perrita amorosa con complicaciones metabólicas; su tutor no tenía nada más que hacer que criticar al mundo. La recibí con cariño y con compromiso, esta vez no solo por mi afán por dar todo a mis pacientes, sino porque había sido remitida por un colega a quien quiero y admiro. Doble responsabilidad.

El señor Eugenio resultó ser una persona que veía todo mal o que no estaba de acuerdo con nada. Para él todo el mundo nació equivocado menos él.

Aventura intelectual y, sobre todo, experiencia en el trato. A dar lo máximo por los pacientes, y también por el tutor, pues todos tenemos una historia y no se sabe por qué ese señor es así. Por lo tanto, mi responsabilidad era ayudarlo a él también. Veremos qué pasa. Aprenderemos en conjunto.

Revisé los exámenes anteriores mientras el señor hablaba de lo inculto de los veterinarios, de comparaciones con los médicos humanos y otras carreras, y de cómo él podía solucionar todo.

Yo iba poniendo en práctica las cosas que estudié. Si no pones en práctica lo aprendido, no haces nada. Solo respiraba y en mi mente, mientras iba trabajando, pensaba: «¿Qué debo aprender de esto?». Asumía mi responsabilidad energética o lo que el alma quisiera experimentar, al mejor estilo del ho'oponopono y recordando al Dr. Miguel Ruiz y su libro de *Los cuatro acuerdos*; uno de ellos es: no te tomes nada personal.

El señor a lo suyo y yo a lo mío… Leí la historia con detalle. Revisé los exámenes anteriores, de hacía casi unos días. Vi los Rx de los días anteriores y el informe del Dr. César, quien además es especialista en imagen. Prácticamente se veía así: en la primera placa, en el paciente se observaba el estómago vacío y el intestino lleno de excrementos; al otro día, se veía el estómago vacío con menos excrementos.

El señor me comentó que estaba harto, que Kiara no comía ni hacía cacas, que estaba mal. Quería que le colocara un enema. Solo con la palpación se le notaba algo de molestia abdominal, solo eso. El resto de los parámetros estaban dentro de lo normal sin variaciones para presumir de algo.

Le pregunté:

—Señor Eugenio, ¿su perrita ha comido algo? ¿Ha evacuado?

A lo que me respondió con tono de disgusto y énfasis:

—¡Claro que no! Pero ¿hasta cuándo el interrogatorio? Uno va a un médico y le dice lo que tiene —refunfuñaba el señor, entre otras cosas que decía.

Le pedí que me permitiera hacer otras radiografías para ver si me encontraba otra cosa, tomando en cuenta que ya tenía Rx, ecosonograma, hematología, bioquímica, hemoparásitos. El señor Eugenio accedió molesto.

Al terminar de tomar la placa, vi que el estómago, que antes estaba vacío, ahora estaba lleno. También que antes había excrementos en la porción final del intestino y ahora no hay. ¡Qué raro! Mmm... Llamé a César. Los dos quedamos en que algo no cuadraba en esa ecuación. Llegué a la consulta con Kiara y las radiografías, en ese entonces de acetato —ahora son digitales—, y le volví a preguntar:

—Señor Eugenio, ¿su perrita ha comido algo? ¿Ha evacuado?

—¿Hasta cuándo con esa misma pregunta? Creen que uno es bruto. ¿Pero qué se creen ustedes? Pínchele la inyección que le calme el dolor y hágala evacuar, que ella es la perra de mi vida. Ya me tienen hartos. No puede ser que no sepan qué tiene...

—Señor, me encantaría ayudarlo más. En primer lugar, vea lo difícil que es atender a los animales, ellos no hablan. Ellos no nos pueden contar las cosas. Eso lo hacen los tutores, o sea, usted. En estas placas se observa que hay un posible alimento en el estómago y que es muy probable que Kiara evacuara. Esto no lo digo yo, es lo que sale en el Rx, es lo que se ve en la secuencia de radiografías que se le han tomado en estos tres días.

—¿Tú eres veterinario? ¿Tú estudiaste de verdad?

Yo no respondía a sus ironías. Le coloqué un analgésico a Kiara por la molestia, teniendo en cuenta que esta era leve. Ella se encontraba bien.

En ese momento llaman por teléfono a la clínica. Casualidad o causalidad: la esposa del señor Eugenio. Quería saber si su marido estaba allí todavía. La señora me comentó que la perrita estaba mejor, que estaba comiendo y que había evacuado un poco flojo, pero que no había podido llamar a César.

Hablamos un poco más y le comenté que le enviaría una receta con unas gotas homeopáticas para ayudar a calmar un poco las molestias. Ella estaba bien, me comenta, solo quería un control.

Fui a hablar con el señor Eugenio y le conté lo hablado con la señora María, su esposa. Ese señor se parecía a Linda Blair en la película *El exorcista*. Lo que le faltaba era caminar por el techo.

—Bueno, sí comió un poco y cagó un mojoncito —dijo despectivamente—. De verdad, no sé qué se creen ustedes.

Le di la receta. Hasta el sol de hoy no lo he vuelto a ver. César tampoco. Pero a la señora María sí volví a verla, y es un encanto. Kiara está bien. Se le cambió su alimento y está excelente. Ella es la perra de su vida.

16. Estrés veterinario

Se puede valorar el estrés como una reacción del organismo ante un desafío. Se produce una tensión física, emocional (fisiológicas), una liberación de hormonas como el cortisol que te preparan para la acción. El problema está con la sobrecarga. Como siempre les digo en mis libros y a modo personal, los extremos no llevan a nada bueno.

Hay otros tipos de estrés, este no es el único. Están el eustrés y el distrés.

El eustrés es un amigo positivo relacionado con la capacidad de acción que te permite una mejora en el rendimiento para realizar una actividad. Aflora para salir de la zona de confort. Por otro lado, está el polo opuesto, el distrés o el estrés negativo, donde hay una sobrecarga de cortisol en el organismo y que pasa cuando estás «bajo amenaza» durante un tiempo prolongado.

Esto no solo les ocurre a los humanos, los animales también lo padecen y es muy frecuente ver eso en la clínica; hablo del estrés.

La mejor arma contra el estrés es nuestra habilidad
para elegir un pensamiento sobre el otro.
William James

Ahora bien, en la clínica diaria hay que manejar muy bien el estrés, ya que en el ambiente puede haber hostilidad, y no lo digo por los animales. Hay que aprender a manejarlo. Realmente es soltar y fluir a lo ho'oponopono.

Es real que todo evoluciona. Un ciclo que va rápido en el mundo. Mira a tu alrededor. Hace treinta años veíamos clases con pizarra, tiza y rotuladores de papel. Hoy es todo digital, un gran cambio. Antes para ver tu serie favorita en televisión debías esperar un largo tiempo, sin contar la duración de los comerciales. Hoy tienes Youtube, Netflix o Prime, entre otros. Antes leías, hoy hay pódcast y audiolibros.

Todo ha cambiado, depende del ojo observador. Quizás en ese proceso de adaptación las cosas están resultando más fáciles, no lo sé. Lo que sí sé es que en este camino evolutivo todo ha cambiado, menos las clases o su forma de hacerlo, y esto es algo en general.

El distrés viene, a mi parecer y por lo que he leído (aprendido), desde la frustración al no saber liberar las emociones de la mejor manera, no saber soltar. Y eso no lo enseñan en las escuelas. En la actualidad, hay algunas pocas que ya lo están tomando en cuenta.

Te comento esto por lo que se vive en las clínicas, que es adrenalina pura. Es un deporte extremo la medicina en general. Tal y como en algunos momentos del libro te he comentado, mi apreciado lector, la medicina veterinaria tiene plasmadas dos caras en extremo: la vocación y el altruismo con la subvaloración de la carrera, lo económico. No es solo el extremo de la clínica diaria curar y ayudar a los pacientes, es el lidiar con todos los que no quieren pagar —la mayoría de las personas—, los que te culpan incluso por lo que se comió el perro y llevan más de un año sin revisión clínica, los que te dejan a los animales amarrados en la entrada de la clínica. Y así seguimos. Es una dualidad que tiene algo mágico, a pesar del estrés que te pueda crear: la satisfacción del acto de ayudar a esos maestros de la vida lo mejor que se pueda.

Este libro no es para que te enamores de la carrera, para que tengas animales o no. No es para convencer a nadie. Es solo para que veas una muy pequeña parte, un enfoque de la medicina veterinaria. Es incluso un punto de vista, el mío.

Por mi parte, gracias al Creador que vengo de una familia de veterinarios y, en cierto modo, creen en la metafísica, el poder de la mente y las meditaciones, entre otras cosas de autoayuda o crecimiento personal. Aun con todo este apoyo, en un punto de mi vida me vi colapsado, por lo que busqué ayuda. No supe manejar las presiones externas mezcladas con el autosabotaje.

Hoy día es diferente, muy diferente, y me vi en la obligación —por mí y para otros— de prepararme más, no solo como médico veterinario, sino también para ayudar a otros humanos, sobre todo a colegas que lo pasan mal. No soy psicólogo, ni mucho menos; no pretendo serlo. Tampoco un *coach* —está trillada esa palabra—. Pero sí un entrenador, un colaborador que ayuda a liberar las cargas autoimpuestas a través de técnicas antiguas como son las meditaciones y el trabajo de respiración consciente con técnicas de *coaching* en liberación de emociones. Quiero ayudar a todos los seres que pueda, es mi propósito.

Estas cosas no las enseñan en las universidades o los colegios. Hay algunas carreras que están aplicando algunas actividades relacionadas con la gestión de emociones, pero hasta donde sé —me puedo equivocar—, hasta donde he averiguado, en Medicina Veterinaria no pasa eso. Siguen con el mismo formato educativo de hace cientos de años atrás y aunque es muy bueno y aprendí de ellos, no te enseñan a gestionar tu mente, emociones y energía.

La educación es el arma más poderosa que puedes usar
para cambiar el mundo.
Malcom X

Vengo de una gran educación con sus defectos, tuve amigos y profesores que inspiran y aun así el formato fue el de antes. Seguirán también profesores que inspiran a los estudiantes, que pasarán a ser guía en la vida y serán recordados con orgullo. Felicito a todos los profesores por su gran dedicación y vocación. Gracias por lo que hacen, su labor es muy importante.

Estimado lector, sé que el estrés es parte de todo y que puede ser beneficioso o ruidoso. También sé lo que es tener animales. Todos los médicos veterinarios sabemos lo que es estar del otro lado de la barrera. No todo el tiempo fuimos veterinarios. Todos de alguna manera hemos tenido animales, de cualquier especie… Hemos tenido la perra de nuestra vida.

17. Urgencias o emergencias. ¿Sabes que son dos cosas diferentes?

El médico competente, antes de dar una medicina a su paciente, se familiariza no solo con la enfermedad que desea curar, sino también con los hábitos y la constitución del enfermo.
Marco Tulio Cicerón

La principal diferencia entre emergencia y urgencia es que en situaciones de emergencia se requiere una atención inmediata del paciente, mientras que en una urgencia no existe peligro inmediato para el paciente, pero si no se atiende en un periodo de tiempo determinado, la situación puede convertirse en emergencia. Aclarado el tema, no toda urgencia es una emergencia y muchas emergencias realmente son urgencias.

La clínica de emergencias es un deporte extremo; adrenalina a mil. Recuerdo las sabias palabras de mi tío y mi padre al decirme: «Respira profundo y atiende. Mantén la calma. Si no sabes algo, apóyate en otros colegas o remite. Tu control es el control de la situación». Es lo mismo que en las cirugías: siempre calma, respira y enfoque.

No sé cómo es una clínica humana en emergencias, excepto por lo que veo en las películas —gracias a Dios no he ido como paciente—, pero te puedo decir que un hospital o clínica veterinaria de emergencias es impresionante.

Sí, llegan emergencias reales, como animales baleados, apuñalados, arrollados, con anzuelos, huesos atragantados, quemados, algunos que saltan de las ventanas de los apartamentos con traumatismos y otros problemas que se van manifestando en el día a día, como una cesárea. Ahora bien, que tu perro o gato lleve una semana con diarrea y vómitos y no lo lleves al veterinario, sino que lo llevas de madrugada casi muriéndose, ya eso es un acto negligente. Sí, negligente. Hablamos de una semana con el perrito o gatito mal.

El problema de las emergencias o, mejor dicho, el problema en la medicina veterinaria es que pasas a ser un superhéroe o un supervillano en instantes, en supersegundos. Esto se ve en la clínica regular, pero en emergencias es donde más se aprecia. Aparte de que hay que tomar en cuenta que en la carrera de Veterinaria no han colocado la cátedra de videntes o bolas de cristal.

El médico veterinario vive de sus pacientes. Una noche en un hospital veterinario es activa. Tan activa que no te lo imaginas. Por lo general, las consultas nocturnas o de emergencias son aquellas en las que el animal lleva toda la semana mal, pero es a la sexta noche cuando te llevan al paciente porque lo vieron muy mal o porque su veterinario de cabecera está cerrado. Lo otro es por ser un trauma inmediato y su veterinario está cerrado.

Hay emergencias y urgencias de todo tipo, pasa igual que en la medicina humana. El veterinario de urgencias no va a la clínica a dormir. Es adrenalina pura. Además, tienes que estar pendiente de los hospitalizados y lidiar con tutores triplemente estresados, ya que los días en que el paciente está mal, lo ven peor, porque hay mezcla de culpas, cariños y muchas emociones que son entendibles.

Puede pasar de todo en las clínicas u hospitales 24 horas. Puedes ver cosas así:

Ring, ring, ring. Suena el teléfono todo el tiempo, él no descansa.

Señor X.— Aló, buenas noches.

Yo.— Hospital veterinario, buenas noches. ¿Cómo puedo ayudarle?

Señor X.— Mi perro está con las encías blancas, está pálido y no se mueve. Lleva casi dos horas así. No sé qué tiene… ¿Usted qué cree que le pasa?

Yo.— Habría que verlo para saber cómo le ayudo. La palidez puede estar relacionada con muchas causas. ¿Respira? ¿Se mueve?

Señor X.— Será que debo llevarlo. ¿Cuánto cuesta la consulta?

Yo: Claro que debe llevarlo a la clínica que tenga más cercana. La consulta de emergencia sale en tantos. De verdad, considero que, por lo que me comenta, es mejor que lo lleve a la clínica más cercana. Si somos nosotros, con gusto le atenderemos.

Señor X.—Veré si se le pasa… ¿Ustedes están abiertos 24 horas?

Yo.— Sí.

Señor X.— Gracias. Si veo que no mejora, lo llevo.

¡De verdad! Sí, a uno le duelen sus pacientes y no se puede hacer nada. También se entiende que hay personas que tienen animales y no tienen recursos económicos. Se acepta eso, pero como comenté en capítulos anteriores, el veterinario ayuda siempre; sin embargo, no se puede, aunque se quiera, ayudar a todos de forma gratuita.

Esto ocurre todos los días. La mayoría de las llamadas son así.

Otro día…

Yo.— Clínica en veterinaria. Buenas noches.

Señora.— ¿Eso es una veterinaria?

Yo.— Sí. A su orden. ¿Cómo puedo ayudarla?

Señora.— ¿Están abiertos?

Yo.— Sí, somos 24 horas. Estamos a su orden.

Señora.— ¿Están atendiendo en este momento? ¿Hay alguien allí?

Yo.— ¡Sí, creo…! ¡Yo! Dígame en qué puedo ayudarla.

Señora.—Tengo a mi perro que creo que se está muriendo. No sé qué hacer ni a dónde llevarlo. ¿Usted me puede decir qué hacer?

Yo.— Le recomiendo que lo lleve a la clínica que tenga más cerca.

Señora.— ¿Ustedes están abiertos?

Uno entiende que en emergencias las personas se ponen nerviosas y quizás lo que se les dice no lo captan con fluidez. Hay que ser compasivo y empático. A veces hay que ser repetitivo, pero es así.

Yo.— Sí, somos 24 horas.

Señora.— OK, salgo para allá en un rato. Pero ¿están abiertos toda la noche?

Yo.— Sí, venga que la espero.

Al cabo de unas dos horas aproximadamente… ring. Suena el timbre. Llega la señora con el perrito en brazos ya fallecido.

Yo.— Lo siento mucho.

Señora.— No sabía a qué clínica acudir.

Muchas veces en las emergencias no se escucha bien cuando se dan las indicaciones, puede ser por los nervios.

Un día normal ocurrió una emergencia poco común. Me llamó mi tío a eso de las 5 a. m. Esta vez fue para preparar todo un equipo quirúrgico. Un elefante, sí, un paquidermo. Yo no cabía en mí de emoción y nervios. Una mezcla de «¡guau!» con «pobre animal». Mi tío y mi padre son literalmente unos superhéroes de la veterinaria. Admiro su superpoder, su corazón, sus ganas de ayudar y, sobre todo, su valor. ¿Errores?, claro, todos tenemos una kriptonita. Somos humanos y podemos equivocarnos, caer, pero siempre hay que ser responsables y levantarse.

Iba a atender una emergencia de un elefante y no sabía qué parentesco tenía con Dumbo —mal chiste, pero siempre me lo preguntan cuando cuento esto—.

El elefante tenía una glándula abscedada. Era un animal de circo; tampoco me gustan los animales encerrados en circos, pero hay que ayudarlos. En este caso, había que operarlo. Bueno, lo haría mi tío, yo iba a ayudar con lo que podía.

La cosa es que a mí me tocó la parte de vaciar la jeringa de 20 ml llena de pus; era ayudante y novato. Lo que pasó fue que el émbolo quedó flojo al sacarlo y se salió todo de la jeringa, cayéndome todo el contenido purulento en el uniforme de campo, las gafas protectoras, el tapabocas y más partes del equipamiento. Es parte del trabajo. También estaba lleno de caca de elefante y tenía que recorrer medio estacionamiento, que era donde se encontraba el circo, para agarrar un taxi porque tenía una emergencia en la clínica y debía cubrir la guardia. Corrí, tipo cometa, dejando por donde pasaba una estela, teniendo en cuenta que no me había quitado el uniforme de faena.

Cuando me monté en el taxi fue lo mejor. Olor intenso perfumado por donde pasaba. La cara del señor era un poema y cuando le conté lo que estaba haciendo y por qué estaba así, fue apoteósico. El señor no habló en todo el camino.

El elefante estaba bien. Estaba en buenas manos, excelentes. Por mi parte, ya estaba llegando a la clínica para atender la emergencia: una perrita que no podía parir. *Jack russel* era su raza y Cleo, su nombre. Tenía nueve años, seis fetos, cinco días intentando parir. La emergencia era desde el primer día.

Casi ni me dio tiempo de darme una ducha rápida y fui directo a quirófano. Parto distócico. Ya había una septicemia, que literalmente es una enfermedad potencialmente fatal producida por una infección, creando una reacción del cuerpo. En este caso, la infección fue producida por los cachorros que ya estaban muertos.

—Señor, ¿desde cuándo la perrita está así?

—Desde hace una semana —comenta el señor, con cara y ánimo de no saber qué estaba mal.

—Señor, ¿ustedes vieron a la perrita que quería parir?, ¿el olor?

Olía muy mal, se veía mal. Tenía hasta una gusanera. Todo estaba mal en la pobre Cleo.

Todo el equipo vino al quirófano. Empezamos la cirugía. Era un equipo activo. Logramos sacar todo el útero en estado de putrefacción; seis cachorros muertos, lamentable… Cleo aguantó como pudo. Ganas de vivir, fuerza vital, Qi, amor o llámalo como quieras, la cuestión es que Cleo salió de la operación, grave, pero salió.

El señor y la señora estaban enfadados con nosotros por no ayudar a salvar a los cachorros. Todo estaba mal. Cleo se quedó hospitalizada en la cámara de oxígeno. Ya nos habían pasado la pelota de la culpa. Según el señor, la había llevado antes al veterinario de cabecera, o sea, al de la familia, y le había comentado que ella estaba bien.

Se le pidió la información de su veterinario para llamar al colega y ver qué pasaba, porque había algo que no cuadraba. Al principio no querían dar el número ni el nombre, pero al final accedieron.

El mundo es algo mínimo. Siempre hay que hacer el bien por convicción y coacción. El veterinario había sido pasante de mi padre y mi tío. Aparte de ser un buen médico era una gran persona. Me contó todo. A mi modo de ver las cosas, en todo y en este caso a nivel profesional, la ética es lo más importante, la comunicación franca y sincera. Saber escuchar es lo más importante. Escuchamos la otra versión. El señor no quería operar a la perra, decía que los perros paren solos.

Cleo solo aguantó tres días más. Presentaba parte de la infección y tenía fallo renal. Hicimos todo lo humanamente posible y con oraciones; fe y tratamiento. No pudimos hacer lamentablemente más. Trajeron tarde a Cleo.

Hacemos todo lo que se pueda por nuestros pacientes. Damos el máximo por ellos, aunque a veces el resultado no sea el esperado.

Otra de las noches, a las 2 a. m., suena el teléfono. Ring, ring…

Yo.— Clínica veterinaria. Buenas noches. ¿En qué puedo ayudarle?

Señor.— Hola, buenas noches. Necesito ayuda. ¿Están abiertos?

Yo.— Sí.

Señor.— Mi perro se acaba de comer un preservativo. Bueno, fue hace poco más de treinta minutos. Le di para que vomitara, pero no hizo nada. Está bien. Lo veo normal. ¿Usted cree que debo llevarlo?

Yo.— Sí, habría que hacerle algunos exámenes y determinar, si es posible, en qué parte del cuerpo del animal está el preservativo y ayudar a expulsarlo. Todo depende de la zona.

Señor.— Pero ya le ha pasado antes y lo ha expulsado en las cacas. ¿Le puede pinchar algo para que las haga más rápido o vomite?

Yo.— ¿Está seguro de que fue hace media hora o hace más tiempo?

Señor.— Creo que más.

Yo.— Lo mejor es revisarlo. Colocarle algo para inducir el vómito es posible los primeros cinco minutos. Ahora podría causar algún daño colateral. Lo recomendable es hacer estudios y ver dónde está.

Señor.— Ya le ha pasado. Lo observaré durante 24 horas, a ver si no lo expulsa con sus cacas, y si veo que se pone mal, lo llevo para que lo ayuden.

Yo.— OK. Manténgalo en observación. Igual es recomendable que lo vea un veterinario. Cualquier cosa, estamos a la orden.

Pasadas 48 horas, el veterinario que estaba de emergencia llamó a todo el equipo del hospital por una emergencia gastrointestinal: un *bulldog* francés que presentaba una dilatación gástrica, una posible obstrucción.

Pues sí, lo que pensabas. Era el mismo perrito por el que me habían llamado hacía dos noches a las 2 a. m. Llevaba ya 48 horas con dolores y mal. Terminó en cirugía de emergencia.

No hay que esperar hasta lo último y hay que cuidar a dónde se tiran los preservativos. Que, por cierto, a la esposa del señor no le agradó mucho lo que pasó. Solo sé que el perro se recuperó de manera formidable. Lo vi en algunos otros controles. Lo llevaba la señora; al señor no lo vi más. Es posible que él se quedara sin esposa y sin el perro de su vida…

Las llamadas son lo que más hacen. Muchas veces es para que se le diga lo que la persona quiere escuchar y no pagar consulta o simplemente no tener que trasladarse. Hay muchas versiones de por qué es mejor llamar y contar que ir. Aparte de que así pueden resolver algo que muchas veces no es inmediato, sino que ya lleva días.

Suena el teléfono. Es la 1 a. m.

Yo.— Clínica veterinaria. Buenas noches.

Señora.— ¡Tengo una emergencia!

Yo.— Dígame, ¿cómo puedo ayudarla?

Señora.— Dejé a mi perrito dentro del coche encendido. Estuvo treinta horas aproximadamente con las ventanillas hasta arriba sin aire.

Eso es que duró más. Tenía la voz nerviosa del cague.

Yo.— OK. El monóxido de carbono es tóxico y puede causar dolor de cabeza, mareo, debilidad, náuseas, vómitos, dolor en el pecho y estados alterados, entre otros.

Señora.— Sí, tiene eso… ¿Qué hago? Pero lo veo bien.

Yo.— ¿Está bien o tiene eso?

Señora.— Está bien, pero tiene eso. No sé qué hacer.

Yo.— Tráigalo o llévelo a la clínica más cercana.

Señora.— ¿Cree que lo deba llevar? Lo veo bien. ¿Qué cree que tiene y que pueda pasar?

Son muy entendibles los nervios de las personas, y más cuando de emergencias se trata.

Yo.— Mantenga la calma, pero necesito que sea clara conmigo para poder ayudarla. Señora, debo ver al perrito. Usted me está pidiendo que le diga qué hace y le estoy dando sugerencias. Le comento si tiene x síntomas y me dice que sí, y luego que está bien. Le recomiendo evaluarlo…

Señora.— Está temblando y siento frío. Lo voy a mantener en observación y le aviso si no mejora.

Yo.— Señora, cómo me lo va a traer más tarde si lo ve mal.

Me colgó el teléfono. Seguí atendiendo a los pacientes del hospital y revisando algunas consultas de urgencias. Diez minutos más tarde, me pasaron el teléfono porque necesitaban a un veterinario.

Yo.— Clínica veterinaria. Buenas noches.

Señora.— Hola. Le llamé hace rato. Mi perro sigue igual y no sé qué hacer.

Respiré profundo.

Yo.— Señora, le comenté que depende del paciente lo mejor es observar, hacer exámenes y, según esté, ayudar con oxígeno u otras terapias. No puedo hacer más que dar sugerencias, ya que no he visto al paciente.

Señora.— Pero ¿cómo no va a saber si usted es el veterinario?

Yo.— Señora, preste atención. Le he estado asesorando en lo que puedo. No puedo hacer más, ya que no he visto y no sé cómo está su perro. Usted me dice que tiene temblor y demás, y luego me dice que está bien, casi normal. No entiendo.

Estuvo quince minutos en línea. Ojo, ya no había pacientes en consulta, si no ya hubiese colgado con respeto.

Señora.— OK, lo mantengo en observación y le aviso. Si no mejora, voy.

Yo.— OK, lo que usted quiera.

Una hora después, a las 2 y pico a. m.: ring, ring…

Yo.— Clínica veterinaria. Buenas noches. ¿Buenas noches?

Señora.— Mire, el perro sigue igual, pero lo veo mejor.

Yo.— Señora, por favor, no puedo y no debo hacer consultas telefónicas, y menos sin ver al paciente. Hay que revisar a su perrito.

Señora.— ¿Para qué si está bien?

Yo.— OK, me alegro de que esté bien.

Señora.— No está bien, lo veo igual, pero tiembla menos. Es mi bebé. No sé qué hacer.

Diez minutos más explicando qué pasaba.

Señora.— Si no mejora, lo llevo.

Yo.— Señora, usted me llamó a la 1 aproximadamente. Son más de las 2 y no se ha hecho nada por su perrito. De verdad, le recomiendo que lo vea un veterinario y así saber si está bien o no.

SEÑORA.— Él está bien. Mañana lo llevo a su veterinario. Ustedes están 24 horas, ¿verdad?

Yo.— Mmm, ajá.

SEÑORA.— Ah, bueno. Gracias. Ya no lo molesto más. Una última pregunta: ¿usted cree que mejorará?

Es su biología, su energía, su patrón animal. Es su estado de pureza.

Tirin, tin, tirin, tin… Suena el teléfono a las 5 a. m. aproximadamente. Un sonido diferente del teléfono para variar.

Yo.— Buenas noches. ¿Cómo puedo ayudar?

SEÑORA.— Mi perrito no puede dormir.

Yo.— OK. Dígame más.

SEÑORA.— Bueno, sí, no puede dormir. ¿Qué hago?

Yo.— ¿Qué tiene?, ¿qué le ve?

SEÑORA.— Nada. Es que le pusieron un collar de esos grandes.

Yo.— ¿Un isabelino? Supongo que es ese.

SEÑORA.— Sí.

Yo.— Ajá, eso es por algo que tiene. ¿Se lo mandó su veterinario? ¿Qué le pasó a su perrito?

SEÑORA.— Le cosieron hoy el ojo. Pero no puede dormir, pobre. Quiero quitarle el collar.

Yo.— No se lo quite. Es una lesión en un ojo o en el párpado y lo suturaron o intervinieron. Eso pica y molesta mucho. Se puede lastimar y es peor. Ese collar se dobla. Déjeselo puesto. Es mejor que esté incómodo por unos días a que dañe su cirugía. Déjelo así y mañana acuda al oftalmólogo de su perro o a su veterinario.

SEÑORA.— Pero es que no puede dormir… Usted no sabe nada.

Tutututu… Me colgó.

En emergencias pasa de todo. Una vez me llegó una emergencia por un gato intoxicado con marihuana (cannabis). Los dueños no querían decir nada, o sea, se hacían los que no sabían. En la clínica era evidente que se trataba de un cuadro de intoxicación, pero ¿a qué?

Los animales no hablan y la clínica se hace más expedita. Es como un enigma que hay que ir descubriendo, y más cuando los tutores no quieren decir nada. El gato no solo olió el cannabis, al pillo le gustó tanto que se comió una bolsita que tenían guardada, según me contó el responsable; al final logré sacarles información.

El paciente fue hospitalizado y mejoró. No se tuvo que llamar a narcóticos o a algún grupo terapéutico, pero todo resultó bien para el gato, para todos. Sí, el cannabis tiene propiedades terapéuticas extraordinarias, toda la naturaleza la tiene, pero hay que ser responsables. El cuento no queda ahí…

Los chicos nos llevaron de regalo por salvarle la vida a su gato unos *brownies*. Pasaron los días y estábamos en la clínica un día normal, algo calmado. Era la hora de compartir un café, meriendas, todo en calma. Uno de los enfermeros recordó que había una tarta en la nevera. Claro, fue a por ella.

La compartimos entre tres y guardamos el resto para los otros del equipo. Risas sin motivo iban y venían. La verdad, no sabíamos qué pasaba. Si de por sí yo estoy relajado, en ese momento lo estaba aún más. Ninguno de los tres sabíamos qué pasaba.

En un momento de reflexión y silencio, me di cuenta de que la tarta que nos habían regalado venía con sorpresa. Pues cambio de turno inesperado hasta que pasara el efecto del chocolate con sorpresa.

Siempre recibimos regalos de las personas. Son grandes y bellos momentos. Se agradecen, aunque algunos vienen con sorpresas.

Se ve mucho en emergencias a los animales intoxicados por algún estupefaciente que consuma el responsable del paciente. Trataría un libro solo de anécdotas referentes a ese tema. Por ejemplo, perros con cocaína para ponerlos a pelear o alcoholizados. Arrollados a montón; ese también sería otro libro. Animales literalmente partidos o con fracturas simples que dejan ahí por no tener cómo pagar las cirugías. Recuerdo que nos dejaban animales amarrados en la entrada de la clínica. Abandono total.

¿Sabes qué, estimado lector? Siempre hay solución. Solo hay que buscarla. Abandonar no es una de ellas y la eutanasia es solo una parte, pero no es la primera opción y va a depender de muchos factores antes de que sea una alternativa.

Animales con huesos circulares atorados en la mandíbula cual *piercing* gigante. Animales que llegan por haberse comido una aguja con todo y su alfiler, al estilo del mejor sastre. Botones, astillas y tantas cosas que llegan por emergencias que de verdad podría haber libros solo de ese tema. Por eso siempre las asesorías son importantes. Saber escucharlas y saber exponerlas. Es un trabajo de todos.

Una y pico de la madrugada. Reventaban el timbre de emergencias y todos corrimos a ver qué pasaba. Gritos de auxilio. Un señor y una señora en llanto, bañados, literalmente, en sangre. En el maletero del coche estaba Fénix, un *pitbull* adulto de unos siete años desmayado y ensangrentado. Perdió su color, solo era rojo.

Fue directo a quirófano para ver cómo deteníamos las hemorragias; sí, eran muchas. El perro había impedido que se metieran unos ladrones en la casa. Tenía dos tiros y estaba apuñalado. Por cierto, uno de los ladrones, según contó el señor, estaba gravemente herido.

Se salvó a Fénix. Se lograron retirar las balas y reconstruir las heridas causadas por el puñal. Esta vez Fénix renació de sus cenizas. Era un perro fuerte que tuvo atención inmediata y, gracias a Dios, volvió a nacer.

Una semana más tarde fue un mestizo el que llegó de emergencia lacerado con machete. La verdad, jamás había visto tal destrozo en mi carrera profesional como auxiliar y veterinario. Otro intento de robo. Esta vez el perro intentó salvar a la dueña de la casa, y lo hizo; era un héroe.

Contaba la señora que estaba en su casita en una barriada caraqueña y se metieron unos hombres por la parte de atrás de su casa. Bongo salió al rescate. Los ladrones tenían machetes. Bongo salvó la casa y a la señora.

Cuando vi las heridas, quería llorar. No sabía por dónde empezar. Estaba el animal descuartizado en vida. Todo el equipo empezó a trabajar. No sé cuántos puntos se le tomaron a Bongo. Era lo más parecido a Frankenstein canino. Se le practicó terapia intensiva, transfusión sanguínea y terapias naturales. Sobrevivió. Lo logró. Otros, lamentablemente, no aguantan.

Todos los que trabajamos con animales, o la gran mayoría, daremos todo por nuestros pacientes. Todo por ayudar. Ese es nuestro trabajo: servir y ayudar en todo lo que se pueda y que esté en nuestras manos.

Mi estimado lector, también recuerda que somos humanos y que se intentan hacer las cosas lo mejor que se puede con los recursos que se tienen. A veces el resultado no es lo esperado ni por usted ni por el médico veterinario, pero siempre se dará lo mejor que se pueda por el animal de su vida.

Recuerdo otra cesárea de emergencia… Eran las doce de la noche cuando llamaron para indicar que una paciente de otra clínica, que estaba cerrada, estaba de parto. Era una dóberman de unos tres años aproximadamente. El señor que llamó comentó que estaba de parto desde la tarde del día anterior.

—¿Qué hago? —comentó el tutor vía telefónica.

—Llévelo a la clínica más cercana que tenga. Deben revisar al paciente, hacerle exámenes y valorar bien que tanto la madre como los cachorros no estén en riesgo.

—OK, ya la llevo —comentó el tutor.

Pasaron tres horas más aproximadamente. Cuando llegaron, casi a las tres y media de la madrugada, se procedió a realizar el chequeo de la paciente, que, por cierto, era una dulzura de animal.

Se valoraron a los cachorros por ecosonograma. Se llamó a todo el equipo de cirujanos, anestesiólogos y auxiliares. Se pasó el presupuesto, el cual fue aceptado por el tutor, aunque alegaba que si la perra pudiera aguantar más, la atendería su veterinario a las 9 a. m.

Es normal y entendible que a los tutores les encante tener su veterinario de confianza. Es más, es algo muy ético, o por lo menos así lo veo, que a pacientes que son de otros colegas se les informe de los procedimientos y clínica de sus pacientes cuando son atendidos en otras clínicas. La comunicación entre colegas es muy importante.

Continúo con el tema. Resulta que, hablando con el señor, la perra estaba de parto desde hacía tres días. En la eco no se observaban latidos cardíacos. La perrita entró a quirófano. Lamentablemente, casi todos los cachorros estaban muertos. Solo dos se salvaron. Diez fue el total de la camada.

El señor estaba molesto, triste, con una mezcla de emociones. Tenía las emociones que iban y venían. Además de culpar a otros, el señor se negaba a pagar la emergencia, cesárea incluida.

Después de que se le pasara el presupuesto y aceptara, él decidió que no iba a pagar por un trabajo en que sus cachorros se murieron y que, según el señor, era muy caro, y dijo más cosas.

Hablando con la familia, el señor accedió a pagar la deuda a disgusto, refunfuñando que era nuestra vocación la de ayudar a los animales, que era caro y que sus cachorros se murieron. Nos culpaba a todos porque a su perra, que llevaba tres días tratando de parir, se le murieran los cachorros.

La perrita, recuperada con sus dos cachorros, se entregó a los dos días. El señor todavía debe una parte de la cesárea, que no pagó. Ya de eso habrán pasado unos diez años. Muchas veces uno tiene que pagar por los demás.

Hay muchísimas más anécdotas. Hay de todo.

> *Los animales nacen como son, lo aceptan y eso es todo.*
> *Viven con mayor paz que las personas.*
> Gregory Maguire

18. Energía, movimientos, vida

La energía primordial es la misma. Su santidad o maldad
depende del uso que hacemos de ella.
Alejandro Jodorowsky

Una de las cosas fascinantes de las medicinas antiguas es que da igual la zona o la ubicación geográfica, todas parten de lo mismo, la energía, los movimientos, la vida. Su fin es el bienestar.

Hay mucho por aprender y descubrir sobre la medicina «primitiva o antigua»; sin embargo, su visión es impactante, más allá del punto de vista empírico o metafísico. Ellos partían del holismo, del todo.

Te cuento esto, mi apreciado lector, porque es importante ver cómo son los puntos de vista, cómo puede la energía transformada en emociones alterar o no nuestra salud y la de nuestros animales.

Somos alquimistas natos, todos los seres tienen ese poder de transformación. Es evidente que existen las enfermedades, la vulnerabilidad y los factores predisponentes, claro que sí. Pero también está la bendición de que hay una maquinaria perfecta trabajando las 24 horas, los 365 días sin parar. Una ingeniería bendita y transformadora que funciona en todos los seres.

¿Por qué esa filosofía de que todos somos uno? Míralo de esta forma. Somos una materia compuesta por células, estas células están compuestas por organelas y así va sucesivamente; enlaces bioquímicos, moléculas y vamos a más. En fin, estás compuesto por maravillas, muchas inexplicadas todavía en pleno siglo XXI, tomando en cuenta que planean viajes para Marte y que un virus aterra a la humanidad.

Ajá, pero ¿por qué somos uno? Porque somos como esas moléculas transformadoras y llenas de energía que se expanden, atrayendo o repeliendo cargas, como un electromagnetismo. Sí, todo se mueve de manera armónica, todo fluye en armonía. Existen las dualidades, es parte del equilibrio; sin embargo, también es parte de la atracción.

Existen muchas medicinas dependiendo de la cultura y zona geográfica. Es interesante apreciar que todas parten de la energía y que antes podían o no ver la causa como un castigo divino. El médico funcionaba como un mediador entre los dioses y los mortales. En la actualidad seguimos haciendo de mediadores, no quizás como se veía en esa época, pero sí somos los mediadores entre la enfermedad y la salud, y con la misma fe, seas creyente o no.

No voy a entrar en temas profundos sobre la energía, la medicina o la metafísica, pero sí me parecen interesantes estos puntos para entender cómo lo que tenemos cada uno influye significativamente en nuestros animales. Apartando las devociones que se usaban en las antiguas culturas y que son importantes, voy a tratar los puntos de la energía y sus movimientos.

En todas las culturas —precolombina, grecorromana, orientales y en la actualidad—, se maneja algo importante, la anamnesis. Antes se valoraba la personalidad, la morfología y constitución del paciente, las manifestaciones clínicas que podría presentar y, dependiendo del diagnóstico, había una planta o tipo de alimento específico para cada uno. Datos interesantes, que son muy importantes, la alimentación, el estilo de vida y el equilibrio emocional, entre otras cosas más.

Los médicos antiguos ayudaban al paciente siendo muy buenos oyentes. Pensaban que las confesiones alivian la carga. Todavía es importante hacer esto, si no pregúntales a los psicólogos.

Da igual si son los médicos mayas, incas, quechuas, siux, mapuches, celtas, fenicios, tradicionales chinos, ayurvedas, maoríes, pemones o yanomamis. Todos parten de lo mismo, de la naturaleza, el equilibrio, el bienestar y la convivencia de la naturaleza interna y externa. Todos van más o menos igual, por lo que para explicar esta teoría de cómo se mueve la energía, muy práctica a mi parecer, me parece mejor la medicina tradicional china, aparte de que es la más popular en este momento.

Todo son movimientos. Aprendiéndolos se pueden entender muchísimas cosas que nos pasan, sentimos y reflejamos a nuestros animales.

Hay que tomar muy en cuenta las dualidades y los equilibrios de la vida, el yin y el yang.

La medicina tradicional china está basada en la teoría de los cinco movimientos. Cada ciclo representa un órgano, estación, sabor, color, clima, hora del día e incluso predisposición o tendencia a enfermedades. Hay mucho más, pero no voy a tratar todo este tema por aquí. Vamos a lo más básico.

Estos cinco movimientos o elementos tienen entre ellos relaciones de asistencia y de control, manteniendo el equilibrio del cuerpo. Por eso es importante valorar en los desequilibrios si hay que tonificar o dispersar algún canal de energía para determinar dónde está el desequilibrio. Por ejemplo, a la madera la nutre el agua y la controla el metal. Si el movimiento madera (hígado) está débil o pletórico, el terapeuta deberá tonificar o dispersar la energía del elemento agua. Si, al contrario, está en plenitud o en exceso, podremos controlarlo con ayuda del metal. Esto es un ejemplo, no es una regla estricta, ya que hay más puntos y canales que pueden o no influir en lo que presente el paciente.

En *Chinese Medical Qigong Therapy*, vol. 2, el Dr. Jerry Alan Johnson expresa que:

> *La medicina oriental se desarrolló a partir de la observación empírica de la naturaleza, desde hace, al menos, cuatro mil setecientos años […]. En lugar de limitar la realidad a un nivel material, los filósofos orientales reconocieron la interdependencia del espíritu y del cuerpo, la naturaleza no lineal del tiempo y del espacio, y los esquemas interconectados de la relación entre el hombre y la naturaleza; nosotros formamos parte del todo […]. En consecuencia, los chinos formularon una teoría general de sistemas según la cual los esquemas de cambios existentes en la naturaleza corresponden a los mismos esquemas que se observan en la biología humana (micro y macrocosmos) […]. Para que funcione correctamente, cada parte debe estar equilibrada…*

Estos movimientos van para todas las especies y razas, se valoran como movimientos.

Movimiento de generación o Cheng	Movimiento de dominación o Ko
La madera nutre el fuego.	La madera retiene o erosiona a la tierra.
El fuego genera cenizas, formando la tierra.	La tierra contiene agua en su interior.
La tierra (minerales) forma el metal.	El agua apaga el fuego.
El metal puede contener el agua.	El fuego funde el metal.
El agua hidrata la madera.	El metal corta la madera.

Hay algo muy importante que atender, y es que los movimientos tienen un gobernador, o sea, el emperador, que rige el inicio del orden. Por ejemplo, el del humano es el corazón, el fuego, el verbo. Hay especies en que el gobierno cambia y puede ser el metal, el pulmón, como ocurre en el reino del caballo o razas susceptibles al meridiano del riñón, como lo es el dálmata; o puede haber una contradominancia, o sea, que los reinos se voltean, así como un golpe de estado. En ese caso, los gatos, que son influenciados también por el meridiano del riñón, tienden a presentar predisposición a fallos renales. Estas últimas las he valorado así por la práctica clínica. Sin embargo, todos somos un poco de todo, debe haber equilibrio. Todos somos un yin y un yang, aunque puedan influir las energías con tendencias más a un lado que al otro.

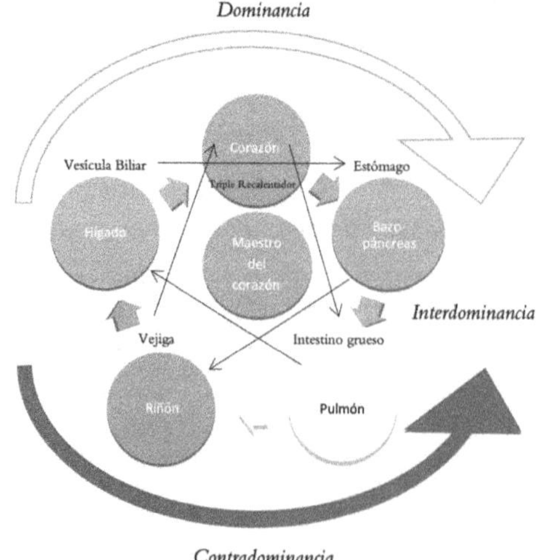

Te invito a observarlo de esta forma: la dominancia es entre padres e hijos, la interdominancia es una educación compartida, o sea, están los abuelos. La contradominancia es como si los hijos controlaran a los padres y/o abuelos. Dependen de los casos que se traten.

Ahora bien, para las diferentes culturas los meridianos, nadis o como prefieras llamarlos, serán los canales en el cuerpo sutil por donde fluye la energía.

El **madera** corresponde al hígado y la vesícula biliar y a la estación de la primavera. La madera está directamente relacionada con la ira, su color es el verde y su sentido son los ojos; algo así como Hulk. La sensación puede ser frustración y/o rabia, aumentando la energía y afectando al hígado o a la vesícula biliar. Influyen también en la disciplina, las decisiones y la autoestima. Hay animales, razas, especies que representan bien este movimiento, carnívoros por naturaleza. Su olor es el rancio y su sabor, el ácido. El viento lo mueve.

El movimiento **fuego** corresponde al corazón y al intestino delgado. El verano es su estación. El calor es su representación. Aquí se pueden encontrar la euforia, la ansiedad y también la estabilidad y la concentración. El verbo es de este meridiano, por lo que rige al humano y la lengua es su sentido. Por eso hay que tener cuidado con lo que se dice.

Ese fuego es compartido por otros meridianos. El triple calentador y el pericardio (maestro del corazón) afectan directamente a la mente y las emociones (subconsciente), ya que el distrés hace que el fuego se eleve y estos meridianos pueden ser utilizados para calmar el calor y la mente. Su sabor es el amargo y su olor es a quemado.

Por ahí dicen «hacer de tripas corazón».

La vida humana depende de las energías de los 5 elementos madera, fuego, tierra, metal y agua, en correspondencia con los 3 yin (frío, sequedad y humedad) y los 3 yang (viento, fuego y calor de verano). Si se violan estos principios la salud de la persona será lesionada por la energía perversa. Esta es la raíz de la vida.
Canon de medicina interna del emperador amarillo
(Huāng Dì Nèi Jīng, Sù Wèn)

El **metal** corresponde al pulmón e intestino grueso. Su estación es el otoño, la sequedad será su clima, su sabor es el picante, su olor es fétido y su color el blanco. Su sentido u órgano externo es la nariz. El metal está relacionado con la tristeza, así como con la creatividad. Los caballos abrazan este meridiano. El pulmón es el encargado de mantener el equilibrio de la energía corporal gracias a su capacidad de purificación del aire. Por eso hay que respirar conscientemente. Este meridiano es libertad y fluidez.

El movimiento **agua** corresponde al riñón y a la vejiga. El invierno es su estación y el frío, su clima. El agua se ve afectada por el miedo, pero también tiene que ver con la voluntad. Está presente directamente en los huesos, dientes y médula, y tiene relación directa con el cabello y las articulaciones. Especies como el cerdo tocan este meridiano. Su color es el negro o tonos cercanos que sean oscuros. Su sentido es la audición y su olor, lo pútrido. Su sabor está relacionado con la sal.

El **tierra** corresponde al bazo y páncreas, y su acoplado será el estómago. La humedad será su clima. Su color es el amarillo. Un animal que lo pueda representar será el toro o algún rumiante. Su sabor será el dulce y su olor es perfumado. Su estación es el final del verano. Es el meridiano del poeta, la aceptación y obsesión o preocupación. El gusto es su sentido.

Hay otros meridianos que son muy importantes, como vaso concepción, que tiene polaridad yin, su par yang es el vaso gobernador y no está relacionado a ningún órgano, pero tiene puntos internos de unión con todos ellos.

Se puede devolver el equilibrio al elemento con una respiración controlada y consciente, la meditación o la observación del agua en la naturaleza.

En fin, todo esto de las terapias antiguas es básicamente sobre el origen de los fenómenos naturales y su influencia en los seres vivos. Entender esta regla básica puede ayudar a recobrar el equilibrio en cada uno. Entender las responsabilidades que se tiene con el medio, con los animales que te acompañan y protegen. Una interrelación armónica de las energías en la que, si una se resiente, lo siente el todo.

Al igual que te comenté sobre esta teoría, también están los principios básicos del ayurveda, cuyo enfoque fundamental es llegar al estado único de equilibrio del SER, la coherencia entre cuerpo, mente y espíritu (energía), su fluir natural.

Lo interesante de esto, realmente de todas las medicinas «primitivas o antiguas», es que parten de lo mismo, el equilibrio, el bienestar, la armonía con la naturaleza interna y externa. Cada una tiene un nombre diferente, pero te lleva al mismo lugar.

En la medicina ayurveda también se manejan los movimientos, muy parecido a la medicina tradicional china. Hay tres principios constitucionales o doshas: Vata, Pitta y Kapha, donde las combinaciones de estos mantienen el equilibrio. Quizás hay tendencias hacia una parte más que a otra, pero siempre se busca la armonía.

Cada persona, animal o ser viviente tiene una constitución que es específica. Si esa línea va más hacia un lado que hacia el otro, se crea desequilibrios en la salud. Si estos desequilibrios no se tratan, la enfermedad se puede manifestar. Esto pasa en todos los enfoques de la medicina humana y/o veterinaria. Por lo tanto, los primeros signos de desequilibrio sirven para llamar la atención y hacer cambios suaves y naturales con el objetivo de volver al equilibrio, como, por ejemplo, ajustar la alimentación, modificar las actividades diarias, hacer un alto y valorar qué está pasando.

En los animales, por ejemplo, el alto se lo debe dar el tutor, puesto que los animales solo van a manifestar la incomodidad, ya que no pueden decir si lo que comen es saludable y natural o no.

Por ejemplo, un remedio ayurvédico para el exceso de ardor y calor es algo frío. Es básico, ¿no? El problema es que a veces se olvida que la naturaleza en su sabiduría es básica y el humano lo hace complejo.

El secreto de la salud para la mente y el cuerpo no es
parar a llorar por el pasado, ni preocuparse por el futuro,
sino vivir el momento presente con prudencia y serenidad.
Buda

Esto puede ser muchas veces difícil de aceptar. A mí me costó un poco entenderlo, pero lo aceptaba. Todavía sigo estudiando es-tos movimientos, los doshas y más. Cuanto más te vas adentrando en estos temas, menos sabes…

He tenido la oportunidad de ver muchísimas cosas en la veteri-naria y aprender estos temas de la medicina antigua. Es abrir otra puerta para apreciar lo que no se ve a simple vista, para ver a tu paciente por lo que es, un todo.

Los doshas: Vata, Pitta y Kapha

VATA: Compuesto de aire y espacio. Es seco, ligero, frío, áspe-ro, sutil/penetrante, móvil y claro. Regula el principio del movi-miento. Cualquier movimiento corporal: masticar, tragar, impulsos nerviosos, respiración, movimientos musculares, pensamiento, pe-ristaltismo, mo-vimientos intestinales, micción, menstruación.

PITTA: produce las cualidades del fuego y del agua. Es agudo, pene-trante, caliente, ligero, fluido, móvil y aceitoso. El dominio principal es el de la transformación. Del mismo modo que el fuego transforma cualquier cosa que toca, supervisa la digestión, el meta-bolismo, el mantenimiento de la temperatura, la percepción senso-rial y la comprensión.

KAPHA: compuesto de tierra y agua. Es pesado, frío, opaco, acei-toso, liso, denso, estático, fluido, gaseoso y grueso. Gobierna la estabi-lidad y la estructura, forma la sustancia del cuerpo humano, animal; el esqueleto y la de las moléculas grasas (lípidos) de varios órganos que apoyan el cuerpo.

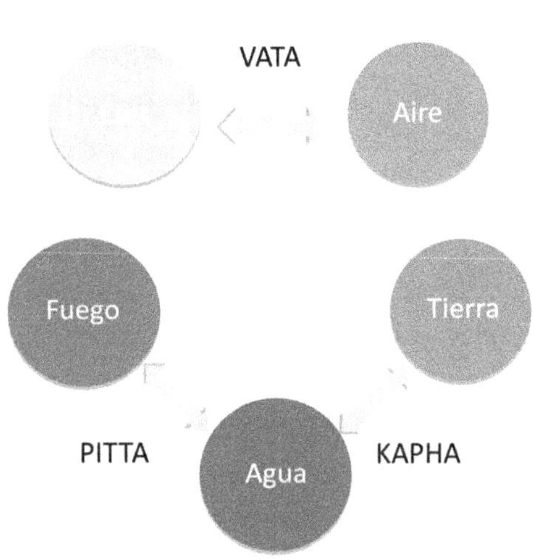

Hay cosas que por más que parezcan complejas las sabes. Si tienes animales o quizás no los tienes, pero tienes amigos o familia-res que sí, cuántas veces te preguntas o preguntan: «¿Se sienta como tú?, ¿se parece a ti? ¡Tiene lo mismo que tú!». Esas estrellas o mo-vimientos me han hecho cambiar de puntos de vista como humano y profesional. La vida es un equilibrio que muchas veces no se en-tiende.

Recuerdo a un señor de gran talla. Él entendía estos temas e in-cluso fue a una de mis consultas precisamente para ver qué pasaba energética-mente entre su perro y él.

Él era un señor con características del meridiano de tierra en exceso, algo descuidado con la alimentación y obstinado, entre otras cosas. Su perrita era una belleza pero muy temerosa, tenía exceso de cobardía. Había sido rescatada por él y ella venía a resca-tarlo a él.

Había un encuentro interesante, el de tierra y agua (energías y meridianos en desequilibrio). Mucha tierra pone lodosa el agua y no le permite fluir… ¿Ya ves por dónde va esa analogía, mi apreciado lector?

Ese fue el inicio para que en esa dualidad física, con un porqué quizás inentendible para la mente controladora, se necesitaran. Em-pezamos a trabajar. Alimentación, ejercicios, respiraciones, puntos de dispersión y tonificación. Entrenamientos y nuevas creencias.

El resultado fue que ellos estaban felices juntos. Mejoraron mu-cho su calidad de vida. Prevención. Él se dio cuenta de su gran valor como persona y de que ella era la perra de su vida. Él pensó en res-catarla; ella, en rescatarlo.

Así hay muchas historias. A lo mejor tú seas una de ellas. Te invito a abrir tu mente y que veas al animal que escogiste como amigo, compañero, tótem. Observa lo que tiene y la fortaleza que te brinda, claro, la que tú le das a él o a ella también.

Los animales, las plantas, la naturaleza en general, representa un equilibrio. Cuando estudias las medicinas naturales y las mezclas con las modernas, ves cosas maravillosas. Realmente entiendes que todos somos importantes, incluyendo cuando hay caos. En el caos también hay belleza, es necesario para el equilibrio. Así de importante es el estrés.

Estos movimientos, doshas o líneas de energía, da igual cómo los quieras ver, son puntos para detenerte, respirar y parar un segundo. La idea es valorar qué está pasando en ti y qué se está proyectando, es encontrar el punto de partida del posible desequilibrio.

A veces te pones una ropa verde o de otro color y no sabes por qué, solo sientes que debes ponerte ese color. También pasa con el alimento. Tu cuerpo es tan sabio que te dice lo que necesitas para equilibrarte.

Cuando llegas a casa y abrazas a tu perro, gato o simplemente te que-das apreciando tu acuario, te relajas, respiras y fluyes. Resultado: liberas la sobrecarga que llevas. ¿Ya sabes esa energía quién la equilibra? Sí, tal cual, los maestros de lo natural. Tampoco hay que sentirse mal; sí responsable, pero no mal. Lo que hay que hacer es aprender a liberar.

19. *Feedback* energético

En el libro *Autobiografía de un yogui,* del maestro Paramahansa Yogananda, se aprecia lo siguiente:

… El método metafísico de transferencia física de las enfermedades […]. Un superhéroe espiritual puede aminorar los problemas físicos o mentales de sus discípulos, asumiendo parcialmente la carga kármica de ellos. Así como un hombre rico pierde algo de dinero cuando paga una deuda grande por su hijo prodigio.

Habiendo cosechado Dios en el campo físico, a un maestro no le importa lo que le pase a su cuerpo […].

La obra de un gurú en el mundo consiste en aliviar las tristezas de la humanidad, ya sea mediante recursos espirituales, a través de consejos intelectuales, por medio de la fuerza de voluntad o por la transferencia física de enfermedades […]. Cooperar con la sutil ley de la causa y efecto.

[…] Únicamente un maestro que se ha unificado a Dios puede transferir su energía vital o transmutar a su propio cuerpo las enfermedades de otros…

Hay un refrán popular que dice: «Los animales se parecen a sus dueños». Eso es en todos los países y en todos los idiomas. Y sí, es cierto. Aparte de que siempre se escucha en las clínicas junto al «a mi animal solo le falta hablar», y es entonces cuando volteas para ver si la pareja tiene algún problema gutural o qué (chiste malo). Aunque pensándolo bien, los animales se comunican mejor que muchos humanos; escuchan por lo menos. No hablo del parecido que quizás tengan físicamente con una especie que le gusta, a pesar de que sí haya semejanzas. Hablo de la energía, atracción y resonancia. Este tema es superinteresante, o por lo menos para mí lo es.

Siempre he pensado en ayudar a la naturaleza, y una de las mejores formas de hacerlo es ayudando al humano. Creo en eso. Gracias a las terapias naturales aprendí a ver otra cara de la moneda y comprendí que las dos caras tienen un gran valor, aprecié el dualismo de la vida o parte de ella, la energía y la materia.

Empecé a estudiar el comportamiento, la naturaleza y la energía. ¡Sorpresa! Somos uno y los antiguos lo sabían, lo saben y lo sabrán. Así como tú en el fondo lo sabes.

Tu animal absorbe lo que sientes, lo que no expresas… Liberar tus emociones es liberarlo a él. Él es tu protector.

Para entender este tema vamos a partir del tótem. Estos son objetos que, generalmente, están ligados a los animales, y cuando hablo de ligar no me refiero a un cortejo. Está estrechamente vinculado a mitologías y es representado como un símbolo en algunas culturas antiguas.

Esto no es un tema de religión o algo mágico; místico sí, quizás, pues así se cataloga a todo aquello a lo que todavía no se encuentra «lógica» humana. Cuando de eso se trata. Ese ego de no querer aceptar lo que está, pero quizás no se comprenda en la actualidad, no quiere decir que no exista. Un claro ejemplo sería el maestro Nicolás Copérnico hablando del sistema solar, precursor de la llamada «astronomía moderna», hablando en ese entonces de que los planetas giraban alrededor del sol. Qué loco, ¿no? O el maestro Galileo, perseguido por sus teorías, el maestro Newton, el mismo maestro Darwin. ¿Se imaginaría el maestro Graham Bell que hoy tenemos móviles y wifi? Algún día se aceptará el hecho de que somos energía y unidad, entre otras cosas.

Continuando con los tótems. Las culturas antiguas los relacionaban con atributos mágicos y naturales. Se creía en el animismo, que básicamente es que todo tiene espíritu. Algo bastante cercano a la película taquillera *Avatar*. Estos son catalogados como monumentos sociales llenos de energía e identificados con la naturaleza sagrada, y en esa naturaleza están los animales.

Cada región, cada país tiene animales sagrados. Incluso en los escudos de las naciones hay un animal representado por su poder. Y pensar que las mujeres se sienten mal por ser llamadas perras o en el tonto orgullo machista de ser catalogado como perro. Entiendo lo despectivo que puede llegar a ser, pero no se imagina el poder de ese espíritu canino, más allá de que se crea un insulto.

Ahora bien, cada nacido llevaba un simbolismo asociado a una energía natural y la gente lo ve como algo loco, como a muchos que leen el horóscopo. La cuestión está en que tienes un aliado de poder, sí. ¿Qué animal te gusta?, ¿por qué te gusta?, ¿qué llama tu atención de él? o, incluso, ¿por qué no te gusta o lo rechazas? Los antiguos sabían de ese poder.

Solo los animales no fueron expulsados del paraíso.
Milan Kundera

Este tampoco es un libro de historia sagrada para los animales, pero es una parte importante para poder entender lo que viene. Todo espíritu es sagrado.

Los *scouts* y los militares usan tótems o figuras de animales para el nombre de sus grupos especiales o patrullas. Y el poder de los animales es tan maravilloso que hasta representaciones de deidades o bíblicas están representadas en ellos, como la bendita paloma blanca, que representa, nada más y nada menos, que al gran Espíritu Santo. Hay algo más allá de lo que ves. Pura energía.

¿Y la ciencia qué opina? Que hay que buscar una camisa de fuerza… No. Ya le están poniendo «algo» de interés al tema. Eso es lo que hace de la investigación algo formidable, el descubrir, las hipótesis, el buscar. Eso sí, el hecho de que no se tengan respuestas en este momento no quiere decir que en un futuro no existan. ¿Quién hace doscientos años iba a pensar en nanopartículas? Hoy en día se habla hasta con una máquina, y si no pregúntale a Alexa.

Hay algunos investigadores que están estudiando el por qué se escoge un animal de compañía. Según Sadahiko Naka-jima, un psicólogo de la Universidad Kwansei Gakuin en Japón, comenta que puede ser que incluso haya similitudes físicas y/o psicológicas.

Actualmente, hay algunos estudios que tratan sobre la familiaridad entre especies, incluso con rasgos faciales parecidos. Esto es algo inconsciente, es la comodidad del parecido. Según la psicóloga Sandra Suárez: «El ser humano siempre tiende a escoger personas con algunas características físicas que le resulten afines». Las leyes de atracción o de resonancia tienen un papel en este tema, o así lo veo. Es un «compensatorio» energético.

Tan divinamente está organizado nuestro mundo,
que cada uno de nosotros, en nuestro lugar y tiempo,
estamos en equilibrio con todo lo demás.
Goethe

El asunto va más allá de lo físico. Va más allá de lo que ves. Y es que la energía no se equivoca, es lo natural. Esto va para todos los animales.

En la clínica o práctica diaria me costaba entender esta teoría. Lo hablaba a diario con mis mentores. Aprendí medicinas naturales de forma literal y práctica a la vez. Aprendí a escuchar. Notaba que cuando llegaba a consulta el tutor con sus animalitos y uno hacía su diagnóstico presuntivo, el tutor decía: «Guau, tiene lo mismo que yo» o lo mismo que su mamá, papá o alguien de la familia, quien tenía el contacto directo con el paciente. Yo lo llamo el tutor energético, que no tiene por qué ser el que lo adoptó, lo compró o el que lo cuida de forma física.

«Más para estudiar», pensaba en todo momento. Pero como dicen: sarna con gusto no pica. Así que me encaminé hacia este terreno difícil de aceptar para algunos, sobre todo para el cliente, que te ve como loco, pero ya da igual. Mi motivación es que, si ayudo energética y emocionalmente al tutor, por *feedback* el paciente recibe ese patrón vibratorio y se ayuda con la calidad de vida.

Es importante considerar que es un equilibrio entre el microcosmo y el macrocosmo, que va desde el nivel celular hasta el nivel del organismo en su totalidad, así como lo es la relación individuo-especies. Todos somos uno. Son energías cruzadas, similares o antagónicas. Lo maravilloso del universo es el equilibrio que debe haber.

En una ocasión, decidí dar la cara a esta teoría. Mi papá estaba a mi lado apoyándome con su risa pícara: «¡Cuidado a ver si la cagas!». Es evidente que nada de esto se hablaba; bueno, aún no se habla mucho. Llegó una señora con su perrito remitida de otra clínica para hacerle acupuntura.

Empecé con las preguntas de rigor, es decir, la anamnesis, esta vez más expedito mientras revisaba al paciente. Uno puede equivocarse, es de humanos errar, pero la energía no se equivoca. La perrita tenía problemas en la columna. Empecé a hablar con la señora. Mi papá observaba sin quitarme la mirada, me veía con atención.

Le estaba haciendo terapia a la perrita y le iba comentando sobre la relación que la mascota tiene con las cargas emocionales del tutor. En los tratados antiguos de medicinas naturales, todos y de todas las regiones, las emociones juegan un papel importante en el estado del paciente. Todo es unidad y equilibrio. Cada órgano va acompañado de una emoción y cuando esta está en desbalance, lo manifiesta el cuerpo; materia-energía, energía-materia.

La señora rompió en llanto. Mi papá abrió los ojos. Yo me cagué… «No debí decir algo», pensaba. La señora lo único que decía era que ella tenía lo mismo que Princesa —otra perrita llamada así—. Empezó a drenar, llorar y conversar mientras le hacíamos terapia a Princesa.

Hablamos de los miedos, del camino de la vida… Una sesión que puede durar entre veinte, treinta o quizás cuarenta minutos, tardó más de una hora. Afortunadamente, no había muchas consultas esperando. Había abierto un baúl cerrado y no podía dejar a esa señora así.

Mi papá me llamó aparte y me dijo: «Ahora resuelve…». Se fue y me dejó. Mi padre sonreía entre orgulloso de su hijo y pensando: «Ahora a ver cómo sales de ese problema en que te metiste. Eres responsable».

La señora, un amor, siguió yendo a la consulta con su amiga canina, la perra de su vida. Ahora les hacía terapias naturales a las dos. Había una sincronía energética. La señora empezó a tratarse con un psicólogo y las dos mejoraron de forma impresionante. Una empezó a andar; la otra, a vivir sin temor, más libre. La señora les contaba a sus amigas que tenía consulta con su veterinario. Imagínate la cara de las amigas… Al tiempo fueron algunas de sus amigas y familiares.

Básicamente, si tú estás bien, tu entorno también lo va a estar. Creo que todo tiene un porqué de las cosas. Es parte de la experiencia que debe vivir tu alma en este plano. La pureza de la naturaleza es la maestra en esta fórmula. La energía es equilibrio.

Mis consultas habían pasado a otro nivel. Cada día estudiaba más, aprendía cosas nuevas, técnicas antiguas. Todo por ayudar lo que pudiera.

Aquí pueden pasar dos problemas: creerte el rescatador del mundo, cosa que está mal, y otra que las personas sientan que invaden su espacio. Lo aprendes a golpes. No se puede jugar a ser Dios. Aunque la verdad es que siempre se quiere ayudar de la mejor manera posible, a veces es solo cuestión de mantener el silencio.

Aquí no se trata de culpas, sino de responsabilidades. Debes aceptar que eres parte de un todo que es más grande que el mismo entendimiento. Aprendí a nadar ahogándome. Con esta forma de ver las cosas todo cambia. Es literal que nada es lo mismo, cambia la perspectiva de ver las cosas. No hay juicios, hay experiencias que se deben vivir, hacerlas conscientes, aprender, liberar y mejorar.

Recuerdo un día en que entró a recepción un hombre de más o menos cuarenta años. Un tipo que casi no podía pasar por la puerta. Supongo que era fisicoculturista o aficionado. El nombre del perro era Rocky. El señor tenía una voz muy fina, tan fina que cuando gritó «¡Rocky, entra!», todos nos miramos las caras. Una voz que quizás no se correspondía con él.

Entró Rocky, un *pinscher* de unos 3 kg como mucho. El ladrido de Rocky era similar a la voz de su tutor. El hecho es que su voz era bastante singular y Rocky, su fiel compañero, era un Sylvester Stallone en miniatura. Sin embargo, a pesar de las diferencias en tamaño, existía un vínculo estrecho. Lo interesante de todo es que la novia, la del señor, lo único que decía en consulta era: «Es que son igualitos». Quizás no en tamaños, pero sí en su forma.

En este caso, Rocky venía ese día solo a su control de rutina, nada importante. Solo que los dos eran muy similares. Bueno, algo que destacar de ese par fue que los dos tenían problemas en el hígado o energía hepática. Uno tenía hepatitis y el otro, hígado graso. En fin, los dos grados por lo mismo.

¿A cuántos conoces tú que tengan animales y se parezcan? o ¿a quién se parece tu animal?

Cambias tú, cambia tu entorno; es la ley del espejo. Todo está relacionado, aunque cueste aceptarlo. Las cosas se prestan para ser un reflejo. A lo antiguo: lo que hay arriba lo hay abajo, lo que hay adentro lo hay afuera.

Creo, y es mi punto de vista, que cuando aprendamos a fluir, respetarnos a nosotros mismos, valorar lo que tenemos y reconectarnos con nuestra esencia, es decir, nuestro SER, todo va a cambiar.

Con este libro, o alguno de los anteriores, no pretendo convencer a nadie de lo que es la naturaleza, que tengas un animal o lo genial que es la profesión de la veterinaria. Lo que sí pretendo es que se vea otra cara de la moneda con respecto a los animales y, quizás, a la veterinaria. Ayudar a los que pueda y como pueda.

Soy un novato en la escritura, aunque admito que me gusta y me arriesgo. Pero creo que es también otra forma de compartir y ayudar, pues la mejor forma de ayudar a los animales y a la naturaleza es ayudar al humano.

Si tú estás bien, todo lo estará en tu entorno. Esa es la gran responsabilidad: tratar como te gustaría ser tratado, vivir y fluir con las bondades que la vida da. Hay que ser coherente entre lo que quieres y tienes, entre lo que sientes, dices, haces, piensas. Hay que SER.

Ahora, ¿cómo puedo ayudarte? Estoy para servir.

Todos los nombres en este libro son ficticios. Cualquier parecido con la realidad es pura coincidencia. Se reserva el derecho cordial y respetuoso de los tutores y pacientes bajo la confidencialidad de las consultas.

Usa la gratitud como una capa y esta cubrirá cada rincón de tu vida.
Rumi

Quiero contarte algo más: el 10 % de los ingresos por la venta de este libro será donado a diferentes fundaciones. Entre todos podemos hacer más. El cambio es hoy.

Gracias, gracias, gracias.

Puedes enviarme tu experiencia con la lectura de este libro a coacharaiz@gmail.com y seguirme en mis redes sociales: @DanielAraizE

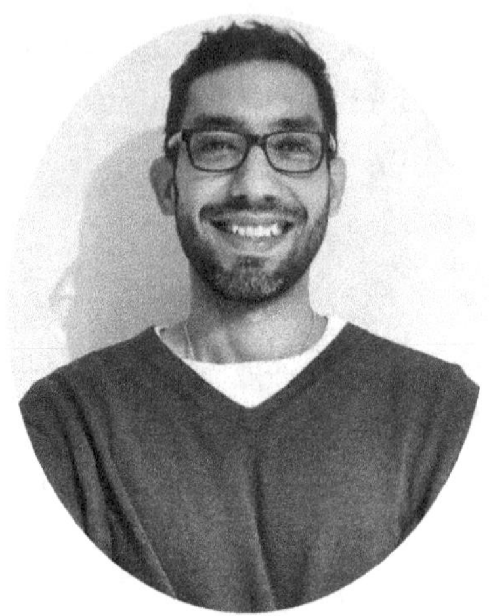

Sobre el autor

Nacido en Caracas (Venezuela), Daniel Araiz es una persona como tú, con sueños y altibajos, que ha aprendido a vivir en el presente. A lo largo de su vida se ha encontrado muchos inconvenientes y ha vivido momentos complicados, pero de ello aprendió que aquello a lo que se le da importancia crece.

Su infancia fue un tanto movida. Vivía entre animales, medicina veterinaria, metafísica, medicinas naturales y la calle. Esta última le enseñó sus encantos duales de forma extrema, aprendiendo a callar lo que percibía. Desde muy pequeño sentía la energía o las vibraciones de las cosas. Le gustaba la meditación, pero esa calma para un niño de ocho años era extraña y en la calle no fue bien vista. Tenía una dualidad bien marcada, muy meditativa y sensorial. Creía en las leyes naturales y la metafísica. Todo ello provocó que el bullying se hiciera presente.

Fue algo rebelde, y antes de liberar su vocación viví algunas experiencias universitarias y se formó en medicina veterinaria y medicinas naturales. Amante de la lectura y la naturaleza, cree en la energía y en que al alinearla y expandirla se logran grandes cosas. Su propósito es ayudar a los animales, a la naturaleza, y para ello debe ayudar al ser humano a recuperar la coherencia del ser natural, de la fluidez del cuerpo energético, que por resonancia influirá en otros seres. Y es que, según Daniel, «entre todos podemos hacer un mundo mejor».

www.ingramcontent.com/pod-product-compliance
Lightning Source LLC
LaVergne TN
LVHW060345200726
843507LV00005B/970